看護師国試につかえる

これだけ！
公衆衛生・
関係法規

[監修] 川口ちづる

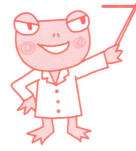

技術評論社

●本書に記載されている内容は、2016年5月時点で最新版の「看護師国家試験出題基準」(平成26年版)のうち「健康支援と社会保障制度」の内容に沿って、第106回看護師国家試験対策に的を絞って要点をまとめたものです。

●監修者、執筆者、編集・制作者一同、正確性には十分留意し細心の注意を払っておりますが、記載された法律・制度等にはしばしば改正・変更等が生じるため、必要時には適宜最新の情報をご確認ください。本書の内容により生じたトラブル、損害、その他不測の事態等に対しては一切の責を負いかねます。あらかじめご了承ください。

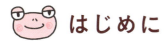
はじめに

　ただでさえ覚えることだらけの看護師国家試験対策。とりわけ「健康支援と社会保障制度」のジャンルに該当する内容は、ほかの看護学の領域と異なり座学中心に学ぶもので、イメージがつきにくく、なんとなく苦手意識が先行してしまいがちな分野です。

　しかしながら、社会保障制度に関連した問題は、「健康支援と社会保障制度」のジャンルにとどまらず、様々なジャンルから出題され、看護師国家試験240題中、実に10％程度（20～25題程度）にも及ぶ、試験対策のうえで決して避けて通れない分野でもあるのです。

　本書は、看護師国家試験合格をめざす受験生のために、この難解に思える分野の何が大切で、何を覚えなくてはならないかを、過去約25年分の国家試験問題を分析して抽出し、そのエッセンスをぎゅっと凝縮して１冊にまとめたものです。

　そこから見えてくるものは、社会保障制度が、いかに私たちの生活に密着したものであるか、ということです。あまりにも身近すぎて、普段は意識しない統計値や法制度を、意識的に学ぶのがこの分野なのです。ですからきっと、少し我慢して読み進めていくうちに、「あの制度は、こんな法律に基づいたものだったんだ！」「社会の変化に応じて、こんな風に統計値が変化していったんだな」など、次々楽しい発見があることと思います。そして、私たちに身近であるということは、患者さんにも身近なものであるということに気づくはずです。つまり本書の内容は、国家試験対策であると同時に、合格のその先にある、患者さんに一番近い場所でその人を支えるナースに必須となる知識の集合体でもあるのです。

　試験までにゆとりのある人は冒頭から順に重要語句を赤シートで隠しながら、時間のない人は★★★マークのついた、「よくでる！！」ところを重点的に学ぶことが、合格への近道。試験の前には、章末の「１問１答」を全章通して解いていきましょう。「１問１答」には、必修問題でも問われやすいものを中心に掲載していますから、直前対策にきっと役に立つはずです。もちろん、巻末の「Check up Question」で、知識の総まとめも忘れずに。

　試験本番のその日まで、本書が皆さんのよきパートナーとなることを願っています。

本書の特徴と使い方

1 まずは知識を蓄えよう！

試験で問われる内容を見開きごとにコンパクトにまとめた本文を読んで、さっそく知識を整理しましょう。

看護師国家試験出題基準のどこに対応するかがわかります！
（「健康支援と社会保障制度」内の対応を示しています）

出題の頻度を3段階で表示しています！
★ でるかも？
★★ 時々でる!!
★★★ よくでる!!
→直前には★★★の項目だけチェック！
（頻度はめやすです）

それぞれの項目で大切なことが何かひと目でわかります！

重要語句が太字や色文字になっています。付録の赤シートで隠して覚えよう！

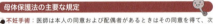

2 母子保健②（母体保護法）
保健活動　出題基準との対応 Ⅲ-11-B

絶対覚える!!
▶ 母体保護法の前身となった法律
▶ 母体保護法の主要な規定
▶ 人工妊娠中絶が適用になる妊娠週数

母体保護法の概要
□ 母体保護法は、不妊手術および人工妊娠中絶に関する事項を定めることにより、母性の生命健康を保護することを目的とした法律である。
□ 本法は、優生保護法が1996（平成8）年に改正されて制定された法律である。優生保護法では「不良な子孫の出生の防止」が目的の1つにあげられていたが、母体保護法ではこの思想に基づく部分が削除された。
□ 不妊手術とは、生殖腺を除去することなしに、生殖を不能にする手術のことをいう。
□ 人工妊娠中絶とは、胎児が、母体外において生命を保続することのできない時期（満22週未満）に、人工的に、胎児およびその附属物を母体外に排出することをいう。

母体保護法の主要な規定
□ 不妊手術：医師は本人の同意および配偶者があるときはその同意を得て、次の場合に不妊手術を行うことができる。
①妊娠または分娩が母体の生命に危険を及ぼすおそれがある場合。
②現に数人の子を有し、かつ分娩ごとに母体の健康度が著しく低下するおそれがある場合。
□ 人工妊娠中絶：都道府県医師会の指定する医師（指定医師[母体保護法指定医]）は、本人および配偶者の同意を得て、次の場合に人工妊娠中絶を行うことができる。
①妊娠の継続または分娩が身体的または経済的理由により母体の健康を著しく害するおそれがある場合。
②暴行もしくは脅迫によって、または抵抗もしくは拒絶することができない間に姦淫されて妊娠した場合。
□ 受胎調節の実地指導：避妊用の器具を使用する受胎調節の実地指導は、医師、都道府県知事の指定を受けた助産師、保健師または看護師（＝都道府県知事の

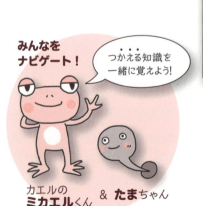

みんなをナビゲート！
つかえる知識を一緒に覚えよう！

カエルのミカエルくん ＆ たまちゃん

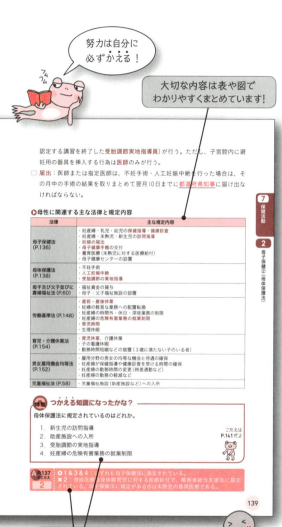

認定する講習を終了した受胎調節実地指導員）が行う。ただし、子宮腔内に避妊用の器具を挿入する行為は医師のみが行う。

☐ 届出：医師または指定医師は、不妊手術・人工妊娠中絶を行った場合は、その月中の手術の結果を取りまとめて翌月10日までに都道府県知事に届け出なければならない。

●母性に関連する主な法律と規定内容

法律	主な規定内容
母子保健法（P.136）	・妊産婦・乳児・幼児の保健指導・健康診査 ・妊産婦・未熟児・新生児の訪問指導 ・妊娠の届出 ・母子健康手帳の交付 ・養育医療（未熟児に対する医療給付） ・母子健康センターの設置
母体保護法（P.138）	・不妊手術 ・人工妊娠中絶 ・受胎調節の実地指導
母子及び父子並びに寡婦福祉法（P.60）	・福祉資金の貸与 ・母子・父子福祉施設の設置
労働基準法（P.148）	・産前・産後休業 ・妊産婦の軽易な業務への配置転換 ・妊産婦の時間外・休日・深夜業務の制限 ・妊産婦の危険有害業務の就業制限 ・育児時間 ・生理休暇
育児・介護休業法（P.154）	・育児休業、介護休業 ・子の看護休暇 ・勤務時間短縮等の措置（3歳に満たない子のいる者）
男女雇用機会均等法（P.152）	・雇用分野の男女の均等な機会と待遇の確保 ・妊産婦の保健指導や健康診査を受ける機会の確保 ・妊産婦の勤務時間の変更（時差通勤など） ・妊産婦の勤務の軽減など
児童福祉法（P.58）	・児童福祉施設（助産施設など）への入所

つかえる知識になったかな？

母体保護法に規定されているのはどれか。
1. 新生児の訪問指導
2. 助産施設への入所
3. 受胎調節の実地指導
4. 妊産婦の危険有害業務の就業制限

A 3
○1＆3＆4：いずれも母子保健法に規定されている。
×2：障害医療は身体障害児に対する医療給付で、障害者総合支援法に規定されている。母子保健法に規定があるのは未熟児の養育医療である。

2 章末の1問1答にチャレンジ！

特に覚えたい内容を厳選して章ごとにまとめてあります。
サクサク答えられるようになるまでがんばろう！

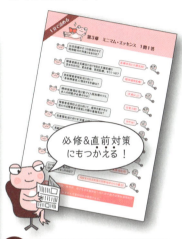

必修＆直前対策にもつかえる！

3 巻末のCheck up Questionに挑戦！！

過去問題をベースとした105題のオリジナル問題に挑戦！
知識の確認や直前の仕上げに活用しましょう。

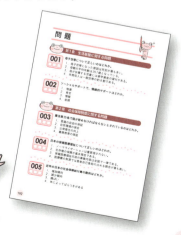

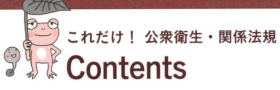

これだけ！ 公衆衛生・関係法規
Contents

第1章　生活基盤　11

- **1** 家族と世帯 …………………………………………………………… 12
- **2** ライフスタイル ……………………………………………………… 14
- **3** 集団・ソーシャルサポート ………………………………………… 16
- 第1章 ミニマム・エッセンス 1問1答 ……………………………… 18

第2章　社会保障制度　19

- **1** 社会保障制度の理念 ………………………………………………… 20
- **2** 社会保険制度の概要 ………………………………………………… 22
- **3** 医療保険制度 ………………………………………………………… 24
- **4** 介護保険制度 ………………………………………………………… 30
- **5** その他の社会保険制度 ……………………………………………… 38
- 第2章 ミニマム・エッセンス 1問1答 ……………………………… 40

第3章　社会福祉施策　41

- **1** 生活困窮者の福祉 …………………………………………………… 42
  生活保護法　42
- **2** 障害者の福祉 ………………………………………………………… 44
  障害者基本法　44／障害者総合支援法　46／身体障害者福祉法　48／

• Contents •

知的障害者福祉法　50／発達障害者支援法　50／精神保健福祉法　52／
精神保健福祉の歴史　54／障害者虐待防止法　56／障害者雇用促進法　56

3 児童の福祉 ……………………………………………………………… 58
児童福祉法　58／児童虐待防止法　60／母子及び父子並びに寡婦福祉法　60

4 高齢者の福祉 …………………………………………………………… 62
老人福祉法　62／高齢者虐待防止法　64

5 その他の施策 …………………………………………………………… 66
配偶者暴力防止法　66／少子化対策　68

6 社会福祉の民間活動 …………………………………………………… 70

7 福祉の行政機関 ………………………………………………………… 72

第3章 ミニマム・エッセンス 1問1答 …………………………………… 74

第**4**章　公衆衛生と衛生統計　75

1 公衆衛生の概念 ………………………………………………………… 76
2 健康と環境／疫学の概念 ……………………………………………… 80
3 疫学的手法による健康の理解 ………………………………………… 82
4 人口静態統計 …………………………………………………………… 86
5 人口動態統計 …………………………………………………………… 88
出生と死亡　88／死因　90／母子保健統計　94

6 健康に関するその他の指標 …………………………………………… 96
第4章 ミニマム・エッセンス 1問1答 …………………………………… 100

第5章 感染症と予防　101

- **1** 感染症の成立と流行 …………………………………… 102
- **2** 感染症法 …………………………………………………… 104
- **3** 結核／HIV感染症・AIDS対策 ………………………… 106
- **4** 予防接種法 ……………………………………………… 108

第5章 ミニマム・エッセンス 1問1答 …………………………… 112

第6章 生活環境の保全　113

- **1** 地球環境 ………………………………………………… 114
- **2** 食品管理 ………………………………………………… 120
- **3** ごみ・廃棄物 …………………………………………… 122
  - 廃棄物処理法　122
- **4** 住環境と健康問題 ……………………………………… 124

第6章 ミニマム・エッセンス 1問1答 …………………………… 126

第7章 保健活動　127

- **1** 地域保健 ………………………………………………… 128
  - 地域保健法　128／健康増進法　130／健康日本21　132
- **2** 母子保健 ………………………………………………… 136
  - 母子保健法　136／母体保護法　138／健やか親子21　140

• Contents •

- **3** 学校保健 …………………………………………… 142
    学校保健安全法　142

- **4** 産業保健 …………………………………………… 144
    労働衛生の現状　144／労働基準法　146／労働安全衛生法　150／
    男女雇用機会均等法　152／育児・介護休業法　154

- **5** 精神保健 …………………………………………… 156
    自殺対策基本法　156

- **6** がん対策 …………………………………………… 158
    がん対策基本法　158

- **7** 難病対策 …………………………………………… 160
    難病法　160

- **8** 生活習慣病の予防 ………………………………… 162

    第7章 ミニマム・エッセンス 1問1答　　172

第8章　医療機関・従事者の職務　173

- **1** 保健師助産師看護師法 …………………………… 174
- **2** 看護師等人材確保法 ……………………………… 178
- **3** 医療法 ……………………………………………… 180
- **4** 医薬品医療機器等法／麻薬及び向精神薬取締法 ……… 184
- **5** 臓器移植法 ………………………………………… 186
- **6** 安全管理 …………………………………………… 188

    第8章 ミニマム・エッセンス 1問1答　　190

Check up Question　　　　　　　　191

- ●問題 …………………………………………… 192
- ●解答 …………………………………………… 211

　　Index（索引）………………………………… 235

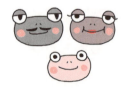

第 1 章

生活基盤

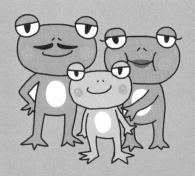

この章では、看護師国家試験出題基準の大項目「生活基盤」「ライフスタイル」
「人間の集団としての働き」の内容を凝縮して学びます。
自分の家族や生活と照らし合わせながら読んでいくと、理解が深まります。
基礎看護学でも問われる内容を含むので、1度学べば2度おいしい!?
さっそく見ていきましょう。

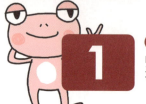

1 生活基盤 家族と世帯

出題基準との対応 **I-1**

絶対覚える!!
▶ 日本のおよその総世帯数
▶ 世帯の種類と推移（核家族世帯・単独世帯の増加）
▶ 高齢者世帯の割合と母子世帯の現状

家族の基本機能

□ 家族とは、情緒的な親密さで結びついた、<u>家族</u>であると自覚している<u>2</u>名以上の成員のことを指す（フリードマンの定義）。

□ 家族の基本機能には、次の5つがあるとされる。
　①<u>生殖</u>機能：子どもを産み次世代の新しい成員を補充する機能
　②<u>社会化</u>機能：子どもを養育・教育し、社会適応能力を身につけさせる機能
　③<u>経済</u>機能：経済的資源を共有し、有効に配分する機能
　④<u>情緒</u>機能：家族員に心理的安定をもたらす機能
　⑤<u>ヘルスケア</u>機能：衣食住、保健医療福祉等を提供する機能

世 帯

□ <u>世帯</u>とは、同一の住居に起居し、生計を同じくする者の集団をいう。

□ 日本の**全国世帯総数**はおよそ<u>5,043万1,000</u>世帯である（平成26年「国民生活基礎調査」による。以下同）。

□ 日本では、総人口が<u>減少</u>している一方、世帯数は年々<u>増加</u>している。

□ **平均世帯人員**は<u>2.49</u>人で、家族規模は年々<u>縮小</u>する傾向にある。

□ <u>核家族</u>世帯とは、親族のみが同居する親族世帯のうち、「夫婦のみ」または「夫婦と未婚の子ども」「ひとり親と未婚の子ども」からなる世帯をいう。

□ <u>三世代</u>世帯とは、親族のみの世帯のうち、祖父母・父母・子のように、直系の3つ以上の世代が同居している世帯をいう。

□ 核家族世帯や単独世帯（1人暮らし）は<u>増加</u>傾向にあり、三世代世帯は<u>減少</u>傾向にある（世帯総数は<u>核家族</u>世帯が最も多く、約60％を占める）。

□ 全世帯の約5割（46.7％）は<u>65歳以上の高齢者</u>のいる世帯で、<u>増加</u>傾向にある。このうち最も多いのは<u>夫婦のみの世帯</u>（30.7％）、次いで<u>単独世帯</u>（25.3％）である。

世帯構造別、世帯類型別世帯数および平均世帯人員の年次推移

年次	総数	世帯構造						世帯類型				平均世帯人員
		単独世帯	夫婦のみの世帯	夫婦と未婚の子のみの世帯	ひとり親と未婚の子のみの世帯	三世代世帯	その他の世帯	高齢者世帯	母子世帯	父子世帯	その他の世帯	
		推計数（単位：千世帯）										（人）
昭和61年	37,544	6,826	5,401	15,525	1,908	5,757	2,127	2,362	600	115	34,468	3.22
平成元年	39,417	7,866	6,322	15,478	1,985	5,599	2,166	3,057	554	100	35,707	3.10
7	40,770	9,213	7,488	14,398	2,112	5,082	2,478	4,390	483	84	35,812	2.91
10	44,496	10,627	8,781	14,951	2,364	5,125	2,648	5,614	502	78	38,302	2.81
13	45,664	11,017	9,403	14,872	2,618	4,844	2,909	6,654	587	80	38,343	2.75
16	46,323	10,817	10,161	15,125	2,774	4,512	2,934	7,874	627	90	37,732	2.72
19	48,023	11,983	10,636	15,015	3,006	4,045	3,337	9,009	717	100	38,197	2.63
22	48,638	12,386	10,994	14,922	3,180	3,835	3,320	10,207	708	77	37,646	2.59
25	50,112	13,285	11,644	14,899	3,621	3,329	3,334	11,614	821	91	37,586	2.51
26	50,431	13,662	11,748	14,546	3,576	3,464	3,435	12,214	732	101	37,384	2.49
		構成割合（単位：％）										
昭和61年	100.0	18.2	14.4	41.4	5.1	15.3	5.7	6.3	1.6	0.3	91.8	·
平成元年	100.0	20.0	16.0	39.3	5.0	14.2	5.5	7.8	1.4	0.3	90.6	·
7	100.0	22.6	18.4	35.3	5.2	12.5	6.1	10.8	1.2	0.2	87.8	·
10	100.0	23.9	19.7	33.6	5.3	11.5	6.0	12.6	1.1	0.2	86.1	·
13	100.0	24.1	20.6	32.6	5.7	10.6	6.4	14.6	1.3	0.2	84.0	·
16	100.0	23.4	21.9	32.7	6.0	9.7	6.3	17.0	1.4	0.2	81.5	·
19	100.0	25.0	22.1	31.3	6.3	8.4	6.9	18.8	1.5	0.2	79.5	·
22	100.0	25.5	22.6	30.7	6.5	7.9	6.8	21.0	1.5	0.2	77.4	·
25	100.0	26.5	23.2	29.7	7.2	6.6	6.7	23.2	1.6	0.2	75.0	·
26	100.0	27.1	23.3	28.8	7.1	6.9	6.8	24.2	1.5	0.2	74.1	·

※平成7年の数値は、兵庫県を除いたもの。

（資料：厚生労働省「国民生活基礎調査」）

- 都道府県別の世帯数、人口は共に**東京都**が最も多く、都市部への人口集中と地方の**過疎**化や**高齢**化が顕著にみられている。
- **母子（父子）世帯**とは、女親（男親）と未婚の20歳未満の子のみからなる世帯をいう。
- 母子世帯になった理由で最も多いのは**離婚**（80.8％）、母の年齢階級で最も多いのは**40～49**歳である（平成23年度「全国母子世帯等調査」による）。

つかえる知識になったかな？

現在の家族に関する統計で正しいのはどれか。

1. 平均世帯員数は増加している。
2. 高齢者世帯は1人暮らしの世帯が最も多い。
3. わが国の世帯総数は減少傾向にある。
4. 母子世帯になった理由の半数以上が離婚である。

こたえはP.15だよ

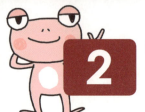

2 ライフスタイル

生活基盤

出題基準との対応 **I-2**

絶対覚える!!

▶ 女性の労働状況の変化
▶ 主な家族介護者の属性（同居・配偶者・女性・高齢）
▶ 生活習慣（運動・喫煙・飲酒）の状況

家族機能の変化／女性労働の変化

- □ <u>少子高齢化</u>や社会情勢の変化に伴って、家族のあり方も<u>多様化</u>している。
- □ <u>生涯未婚</u>率は男女ともに上昇しており、2030年には男性で約30％、女性では約23％になると見込まれている（平成24年版「厚生労働白書」による）。
- □ <u>女性の社会進出</u>の影響も大きく、1997年には<u>共働き世帯</u>の数が専業主婦世帯を上回り、以後も増加傾向にある（平成25年版「厚生労働白書」による）。
- □ 「夫は外で働き、妻は家庭を守るべきである」とする従来の考え方についての評価も、2003年を境に<u>反対</u>の意見が賛成を上回っている（内閣府「男女共同参画社会に関する世論調査」による）。
- □ ただし女性の労働力率は男性と異なり、図の通り依然として<u>M字型雇用カーブ</u>（出産や育児等による離職を示す）となっている。

▶**年齢別労働力率（1985～2010年）**

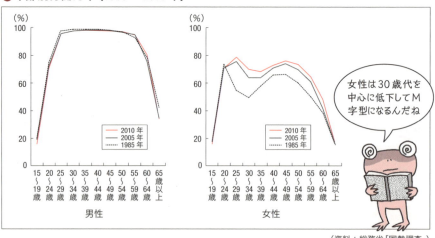

（資料：総務省「国勢調査」）

家族介護者の状況（平成25年国民生活基礎調査より）

- ライフスタイルの変化や世帯状況の変化に伴い、祖父母が孫の面倒をみたり、子が親の介護をしたりといった家族機能（<u>ヘルスケア</u>機能）が低下し、育児や介護の<u>社会化</u>（外部資源の活用）が求められている。
- 主な介護者と要介護者を続柄別にみると、「<u>同居</u>」が61.6％で最も多く、次いで「<u>事業者</u>」（14.8％）、「別居の家族等」（9.6％）となっている。
- 同居の主な介護者の続柄をみると、「<u>配偶者</u>」が26.2％で最も多く、次いで「子」（21.8％）、「子の配偶者」（11.2％）となっている。
- 性別では、<u>男性</u>は31.3％で、<u>女性</u>（68.7％）のほうが多くなっている。
- 年齢階級別では男女ともに<u>60〜69歳</u>が最も多く、<u>老々介護</u>（高齢の夫婦の一方がもう一方を介護する）の実態が浮き彫りとなっている。

生活習慣の状況（平成24・25年国民健康・栄養調査より）

- <u>運動習慣</u>のある者（平成25年）：男女とも<u>70</u>歳以上が最も高く、<u>30</u>歳代が最も低い。
- <u>喫煙習慣</u>のある者（平成25年）：男性32.2％（低下傾向）、女性8.2％（横ばい）。
- <u>飲酒習慣</u>のある者（平成24年）：男性34.0％（横ばい）、女性7.3％（横ばい）。

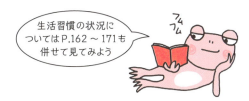

生活習慣の状況についてはP.162〜171も併せて見てみよう

つかえる知識になったかな？

平成25年国民生活基礎調査の概況による主な介護者の状況で正しいのはどれか。

1. 「子」が最も多い。
2. 「同居」よりも「事業者」が多い。
3. 男性が全体の40％を占める。
4. 60歳代が最も多い。

こたえはP.17だよ

P.13のこたえ 4
- ✕1＆3：平均世帯員数は減少傾向にあり、一方で世帯数が増加している。
- ✕2：「夫婦のみの世帯」が最も多い。
- ○4：離婚が約8割を占める。

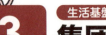

出題基準との対応 **I-3**

3 生活基盤
集団・ソーシャルサポート

▶ グループダイナミクスの活用のしかた
▶ ソーシャルサポートの4つの手段
▶ ソーシャルサポートネットワークの意味

集団の形成・発達

□ <u>集団</u>とは、ある特定の目的を達成するために形成された、個人の集まりのことをいう。

□ 人は集団を形成すると、個々に行動するのではなく、**集団がもつ動力**によって行動するようになる。

□ <u>グループダイナミクス</u>とは、「集団力学」や「社会力学」の意味で、集団を構成する個人が相互に影響し合うことで発揮される、**集団ゆえの力**(力学的特性)のことをいう。

□ グループダイナミクスを活用することで、一個人では得られない意見や実現できないことも可能になる。

▶**グループダイナミクスを活用しやすい環境(例)**

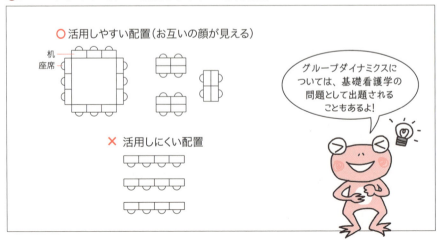

ソーシャルサポートネットワーク

- □ <u>ソーシャルサポート</u>とは、個人（療養者）を取り巻く家族や地域住民、友人、同僚、専門家などから得られる、**社会的なつながりによる様々な援助**のことをいう。
- □ ソーシャルサポートには、次の4つの手段がある。
  - ①<u>情緒的</u>サポート：傾聴・共感などによるメンタル面のサポート
  - ②<u>情報的</u>サポート：生活に関する情報の提供や助言などによるサポート
  - ③<u>道具的</u>サポート：金銭や物品などによる直接的なサポート。<u>手段的</u>サポートともいう
  - ④<u>所属的</u>サポート：ボランティアなどの社会的な活動を共に行うなどのサポート
- □ <u>ソーシャルサポートネットワーク</u>とは、療養者の社会生活上の問題に対して、複数の個人や集団（地域住民や社会福祉関連機関、専門職、ボランティアなど）が<u>連携</u>して支援にあたる体制のことをいう。
- □ ソーシャルサポートネットワークは、大別して次の2つに分けられる。
  - ①<u>インフォーマル</u>ネットワーク（インフォーマルサポート）：家族や親戚、友人や近隣住民などによるネットワーク（サポート）。
  - ②<u>フォーマル</u>ネットワーク（フォーマルサポート）：行政機関や医療福祉の専門職などによるネットワーク（サポート）。

問題 つかえる知識になったかな？

ソーシャルサポートネットワークを表しているのはどれか。

1. 組織のなかでの個人の役割
2. 社会的なつながりによる援助
3. 社会福祉職の専門業務
4. 障害者の社会復帰訓練

こたえは P.18 だよ

A P.15 のこたえ 4

- ✗1：続柄で最も多いのは「配偶者」。
- ✗2：「同居」が最も多く、次いで「事業者」である。
- ✗3：男性は全体の30％程度。　○4：60～69歳が最も多い。

第1章 ミニマム・エッセンス 1問1答

- 家族の機能のうち「子どもを養育・教育し、社会適応能力を身につけさせる」のは？ → 社会化機能！
- 日本の世帯総数は？ → 約5,043万世帯！
- 日本の1世帯当たりの平均世帯人員は？ → 2.49人！
- 日本で最も多い世帯構造は？ → 核家族世帯！（そのうち最も多いのは「夫婦と未婚の子のみの世帯」）
- 65歳以上の高齢者がいる世帯は全世帯の約何割？ → 約5割(46.7%)！
- 家族介護者の続柄で最も多いのは？ → 配偶者(26.2%)！
- 家族介護者の性別で多いのは？ → 女性(68.7%)！
- 家族介護者の年齢階級で最も多いのは？ → 60歳代！
- 運動習慣のある者の割合が最も高い年代は？ → （男女ともに）70歳代！
- ソーシャルサポートのうち「傾聴・共感などによるメンタル面のサポート」を何と呼ぶ？ → 情緒的サポート！

A P.17のこたえ 2　ソーシャルサポートネットワークとは、社会生活上の問題に対して複数の個人や集団が連携して支援に当たる、社会的なつながりによる援助体制のこと。

第 **2** 章

社会保障制度

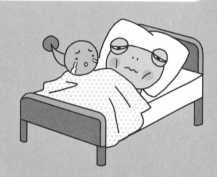

この章では、看護師国家試験出題基準の大項目「社会保障の理念」
「社会保険制度」の内容を凝縮して学びます。
社会保障制度は社会の動きに合わせてめまぐるしく変わっていくために、
苦手に思う人も少なくない分野ですが、大丈夫。
大事なことだけぎゅっと学んで、知識を確実なものにしましょう。

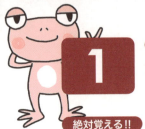

1 社会保障制度の理念

社会保障制度　出題基準との対応 II-4

絶対覚える!!

- ▶ 憲法第25条が規定している内容
- ▶ ノーマライゼーションの考え方
- ▶ 社会保障給付費の総額とだいたいの内訳

社会保障制度の理念

☐ <u>社会保障制度</u>とは、国民の生活の安定をはかり、最低水準の生活（生存権）を国が保障する、公的な制度の総称である。

☐ 社会保障制度の基本理念は**日本国憲法第25条**（<u>生存</u>権）に謳われており、国が**社会保障制度を遂行する根拠**となっている。
「すべて国民は、<u>健康で文化的な最低限度の生活</u>を営む権利を有する。国は、すべての生活部面について、<u>社会福祉</u>、<u>社会保障</u>及び<u>公衆衛生の向上</u>及び増進に努めなければならない。」

☐ 今日の社会保障・社会福祉の方向性（キーワード）は次の通りである。
　① <u>ノーマライゼーション</u>：障害者や高齢者など、社会的不利を受けやすい人々が、社会のなかでその他の人々と同様に生活し、活動することが社会本来のあるべき姿であるという考え方。
　② <u>地方分権</u>：中央集権的な福祉から地方分権的な福祉への移行が進められており、制度の実施主体が地方自治体（市町村など）へ移管されつつある。

社会保障制度の体系

☐ 社会保障制度には、①<u>社会保険</u>、②<u>公的扶助</u>、③<u>社会福祉</u>、④<u>公衆衛生</u>および<u>医療</u>の4分野がある（狭義の社会保障制度）。
　①社会保険：<u>医療</u>・<u>年金</u>・<u>労災</u>・<u>雇用</u>・<u>介護</u>保険の5分野がある。
　②公的扶助：<u>生活保護</u>制度がこれに該当する。
　③社会福祉：<u>児童</u>・<u>障害者</u>・<u>高齢者</u>・<u>母子</u>などに対する福祉事業の総称。
　④公衆衛生および医療：感染症対策、食品衛生、廃棄物処理、水道など。

社会保障給付費

- □ <u>社会保障給付費</u>とは、社会保障制度に基づいて国民に給付される総額のことで、2012（平成24）年度は<u>108兆5,568億円</u>（集計開始以来最高値）となっている。
- □ 国民1人当たりの社会保障給付費は<u>約85.1万円</u>である。
- □ 高齢化の進行などに伴って急激な<u>増加傾向</u>が続いている。
- □ 給付の内訳は次の通りで、<u>年金</u>の占める割合が最も大きくなっている。
    - ①<u>年金</u>：約54兆円（49.7％）、対前年度比1.7％増
    - ②<u>医療</u>：約34兆6,000億円（31.9％）、対前年度比1.6％増
    - ③<u>福祉その他</u>：約19兆9,000億円（18.4％）、対前年度比2.1％減

▶日本の社会保障制度の概要

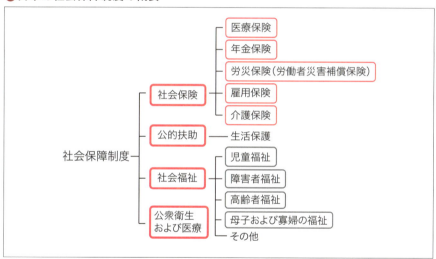

問題　つかえる知識になったかな？

今日の社会保障制度の方向性はどれか。

1. 保険制度のさらなる細分化
2. 所得による利用制限の撤廃
3. 利用料の一部自己負担の縮小
4. 実施主体の市町村への移管

こたえは P.23 だよ

2 社会保険制度の概要

社会保障制度

出題基準との対応 II-5-A

絶対覚える!!

▶ 5つの社会保険制度
▶ 5つの社会保険制度の根拠となる法律
▶ 国民皆保険と国民皆年金の定義

社会保険制度と根拠法

□ 社会保障制度のうち、**社会保険制度**に該当する5つの保険制度と根拠法は次の通りである。

① <u>医療</u>保険：医療を保障し、健康を守るための制度（P.24～29参照）。根拠法は保険の種類によって異なる。

保険の種類	被保険者	根拠法
被用者保険	被用者（サラリーマン）とその家族	健康保険法、船員保険法、国家公務員・地方公務員等・私学教職員共済組合法
地域保険 （国民健康保険）	自営業者や農家、無職者など	国民健康保険法
後期高齢者医療制度	75歳以上、および65～74歳で一定の障害のある高齢者	高齢者医療確保法 （老人保健法から本法に改正[2008年]）

② <u>年金</u>保険：老後の生活を保障するための制度。根拠法は、①<u>国民年金法</u>（全国民が対象）、②<u>厚生年金保険法</u>（被用者が対象）。

③ <u>労災</u>保険：正式名称は<u>労働者災害補償</u>保険で、就業中の災害による傷病を補償するための制度。根拠法は、<u>労働者災害補償保険法</u>（被用者が対象）。

④ <u>雇用</u>保険：失業時の生活を保障するための制度。根拠法は<u>雇用保険法</u>（被用者が対象）。

⑤ <u>介護</u>保険：介護を保障するための制度（P.30～37参照）。根拠法は<u>介護保険法</u>。

国民皆保険・国民皆年金

- □ **国民皆保険**とは、原則としてすべての国民が、もれなく何らかの公的な**医療保険制度**に加入している状態をいう。
- □ **国民皆年金**とは、原則としてすべての国民が、もれなく何らかの公的な**年金制度**に加入している状態をいう。日本の場合、加入対象者は**20歳以上60歳未満**の全国民である。
- □ 日本では**1961**（昭和36）**年**に国民皆保険体制、国民皆年金体制が実現した。

▶5つの社会保険制度のまとめ

社会保険制度	内容	根拠法
医療保険	傷病への備え	健康保険法、国民健康保険法、高齢者医療確保法など
年金保険	老後の生活への備え	国民年金法、厚生年金保険法
労働者災害補償保険	就業中の災害による傷病への備え	労働者災害補償保険法
雇用保険	失業時の生活に対する備え	雇用保険法
介護保険	加齢に伴って介護が必要になった際の備え	介護保険法

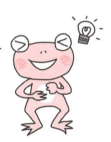

個人の力だけでは対応できないリスクに対して相互に支え合うしくみが社会保険制度なんだね

 つかえる知識になったかな？

日本において国民皆保険制度が適用されているのはどれか。

1. 労災保険
2. 生命保険
3. 医療保険
4. 損害保険

こたえは **P.25** だよ

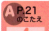 P.21 のこたえ **4**
- ×1：細分化による弊害が指摘されている。　×2：現在も存続している。
- ×3：自己負担額は拡大傾向である。
- ○4：地方分権化が進められている。

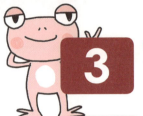

3 医療保険制度①

社会保障制度

出題基準との対応 **Ⅱ-5-B**

絶対覚える!!
- ▶医療保険における医療費の自己負担割合
- ▶医療保険の種類と対象者（表）
- ▶高齢者医療の位置づけ

医療保険の基礎知識

- □ <u>医療保険</u>制度は、必要なときに必要な医療を効果的に受けられることを保障する制度である。
- □ すべての国民は、何らかの医療保険制度に加入している（<u>国民皆保険</u>）。
- □ 加入者（<u>被保険者</u>という）は、所得に応じた保険料を<u>保険者</u>（医療保険を運営している組織）に納めることで、傷病によって医療が必要なときには<u>保険医療機関</u>を通じて医療を受けることができる。
- □ 受けた医療に対してかかった費用のうち、<u>原則 3 割</u>（<u>表</u>参照）を<u>自己負担</u>として医療機関に支払い、残りの7割は保険者から医療機関に支払われるしくみになっている。
- □ 保険者から支払われる医療費の負担分のことを<u>給付</u>と呼び、自己負担と給付の割合は、年齢や所得によって次のように定められている。

▶年齢別の自己負担と給付の割合

小学校就学前まで	<u>2</u>割（給付8割）
小学校就学～69歳	<u>3</u>割（給付7割）
70歳～74歳	<u>2</u>割*（給付8割）
75歳以上	<u>1</u>割*（給付9割）

＊現役並の所得がある場合は<u>3</u>割（給付7割）。

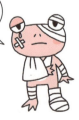

医療費の自己負担割合は必修問題でも頻出！絶対覚えよう

医療保険の種類と対象者①

- 医療保険の種類は、<u>被用者保険</u>と<u>国民健康保険</u>（地域保険）の２つに大別される（**表**）。
- ２つの保険の加入者の割合をみると、<u>約6割</u>が被用者保険、<u>約4割</u>が国民健康保険に加入している。
- なお、老年人口の増加に伴い、75歳以上の**後期高齢者**（一定の障害をもつ**前期高齢者**を含む）に対しては、被用者保険や国民健康保険とは別の、独立した医療保険制度（<u>後期高齢者医療制度</u>）が創設され、2008（平成20）年４月より運用されている（根拠法は<u>高齢者医療確保法</u>）。
- 上記に該当しない前期高齢者については、現役世代と同様に被用者保険または国民健康保険の加入者となる（**P.27図**参照）。

▶医療保険の種類と被保険者・保険者・給付内容

制度		被保険者	保険者	給付内容
被用者保険	健康保険	中小企業の労働者（被用者）とその家族	全国健康保険協会（協会けんぽ）	業務外の病気やけが、出産、死亡（業務上の傷病、死亡は労災保険の対象となる）
		大企業の労働者（被用者）とその家族	各健康保険組合	
	船員保険	船員とその家族	協会けんぽ	
	共済組合	公務員、私立学校教職員とその家族	各共済組合	業務上・業務外の病気やけが、出産、死亡
国民健康保険（地域保険）		自営業者、農家、フリーターなど	市町村、特別区、国民健康保険組合	
後期高齢者医療制度		75歳以上の者、および65～74歳で一定の障害がある者	後期高齢者医療広域連合	病気やけが

問題 つかえる知識になったかな？

被用者保険でないのはどれか。

1. 船員保険
2. 国家公務員共済組合
3. 国民健康保険
4. 協会管掌健康保険

こたえは **P.27** だよ

A P.23 のこたえ　3

- ✕１：労働者（被用者）のみが被保険者となる。
- ✕２＆４：いずれも民間保険で、公的保険とは区別される。
- 〇３：国民皆保険は医療保険に適用されている。

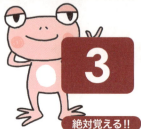

3 医療保険制度②

社会保障制度

出題基準との対応 **II-5-B**

絶対覚える!!

▶ 診療報酬の基本的なしくみ
▶ 医療保険の給付の原則（現物給付）
▶ 現物給付の対象とならないもの

医療保険の種類と対象者②

☐ ２つの医療保険と**高齢者医療制度**の関係は**図**の通りである。

医療保険と診療報酬

☐ 医療保険に基づく診療（保険診療）において、保険医療機関や薬局は、診療の対価として保険者に**診療報酬**を請求することで、患者の自己負担分以外の費用を払い受ける。

☐ 診療報酬は原則として、実施した医療行為ごとに、「診療報酬点数表」や「薬価基準」に従って**点数化**することで算出される（１点＝**10円**として換算）。

☐ 保険医療機関は、**診療報酬明細書**（**レセプト**）を作成し、保険者（実際には支払代行機関である**審査支払機関**）に診療報酬を請求する。

医療保険による給付内容

☐ 医療保険は原則として、現金が被保険者（患者）に支払われるのではなく、医療サービスの形で給付（医療給付）されることから、**現物給付型**の保険とされる。

☐ 医療給付は病気やけがなど、**傷病の療養**に対して給付されるため、医療機関を通じて受けたサービスであっても、健康の維持増進を目的とした**健康診断**や人間ドック、**予防接種**、**正常分娩**、経済上の理由による妊娠中絶、美容整形などの費用は給付の**対象外**（全額自己負担）となる。

☐ ただし、**出産**の費用（出産手当金、出産育児一時金）、死亡時の**埋葬料**などについては、別途、現金での給付（**現金給付**）が行われている（P.29**表**参照）。

▶ 2つの医療保険と高齢者医療制度の関係性

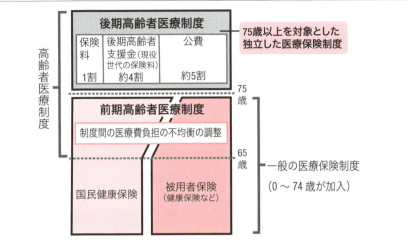

高齢者医療制度のうち、「後期高齢者医療制度」は独立した制度で、原則75歳以上を対象とした医療保険制度である。一方の「前期高齢者医療制度」は、制度間の医療費負担の不均衡を調整するために、現行の枠組みの中で設けられた制度となっている。

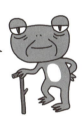

65歳で多くの人が定年を迎え、被用者保険から国民健康保険に切り替わるために生まれる不均衡を調整するのが前期高齢者医療制度なんじゃな

つかえる知識になったかな？

診療報酬を受け取るのはどれか。2つ選べ。

1. 薬局
2. 被保険者（患者）
3. 病院職員
4. 医療機関
5. 介護老人保健施設

こたえは P.29 だよ

 P.25 のこたえ **3**
○1 & 2：被用者保険。　✕3：自営業者などが加入する地域保険。
○4：協会管掌健康保険とは、保険者が協会けんぽの健康保険のことを指し、被用者保険に該当する。

3 社会保障制度 医療保険制度③

出題基準との対応 II-5-B

絶対覚える!!

▶ 医療保険における主な給付内容（表）
▶ 国民医療費の総額と財源、診療種類別の費用
▶ 1人当たり医療費（国民全体と高齢者の違い）

医療保険における給付内容

☐ <u>医療保険</u>に基づく主な給付内容は**表**の通りである。

国民医療費（平成24年度）

☐ <u>国民医療費</u>とは、医療機関などにおける傷病の治療に要した費用を推計したものである。

☐ 国民医療費には、<u>正常な妊娠・分娩</u>に要する費用や、<u>健康診断</u>、<u>予防接種</u>、差額ベッド代、歯科材料差額、介護保険によるサービスなどの費用は含まれない。

☐ 2012（平成24）年度の国民医療費の総額は<u>39兆2,117億円</u>で、毎年<u>約1兆円</u>ずつ増加している（平成24年度は前年度比6,267億円増）。

☐ <u>国内総生産</u>に対する比率は<u>8.30</u>％、<u>国民所得</u>に対する比率は<u>11.17</u>％で、年々上昇している。

☐ 国民医療費のうち<u>50％以上</u>（56.3％）は<u>65歳以上</u>の医療費である。

☐ 国民1人当たりの医療費は<u>30万7,500</u>円だが、**年齢階級別**にみると、65歳未満は17万7,100円であるのに対し、65歳以上は<u>71万7,200円</u>、75歳以上は<u>89万2,100円</u>で、65歳以上は65歳未満の<u>約4倍</u>、75歳以上では<u>約5倍</u>となっている。

☐ 財源別にみると、<u>保険料</u>（48.8％）＞<u>公費</u>（38.6％）＞<u>患者負担</u>（12.6％）で、費用の約半分が保険料で賄われている。

☐ 診療種類別にみると、<u>医科診療</u>医療費（72.2％）＞<u>薬局調剤</u>医療費（17.1％）＞<u>歯科診療</u>医療費（6.9％）となっている。

☐ 傷病別にみると、「<u>循環器系の疾患</u>」（20.5％）が最も多く、次いで「<u>新生物（がん）</u>」（13.5％）、「<u>呼吸器系の疾患</u>」（7.6％）となっている。

●医療保険に基づく主な給付内容

医療給付 (原則現物給付)	療養の給付	病気やけがの療養にかかる費用の一部が保険者から給付される。
	高額療養費	医療費の自己負担額が一定限度額以上になった際に、限度額を上回った分が給付される。
	保険外併用療養費	特定の保険適用外の療養費について、通常の保険診療と共通の部分に保険が適用される。
	訪問看護療養費	居宅療養者が医師の指示に基づいて訪問看護を受けた場合、その費用の一部が給付される。
所得保障 (現金給付)	移送費	病気やけがで移動が困難な者が、医師の指示で移送された場合に支給される。
	傷病手当金	被用者保険のみの制度。傷病のために事業主から十分な報酬が得られない場合に支給される(給与の2/3相当の額)。
	出産手当金	被用者保険のみの制度。出産のために事業主から十分な報酬が得られない場合に支給される(給与の2/3相当の額、最高約100日分)。
	出産育児一時金	被保険者本人またはその扶養者が1児出産するごとに、原則一律42万円が支給される。
	埋葬料	被用者保険のみの制度。被保険者本人またはその扶養者が死亡した際に、一律5万円が支給される。※国民健康保険では「葬祭費」の形で支払われる。市町村により金額が異なる。

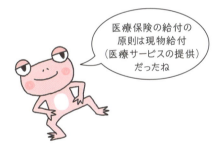

医療保険の給付の原則は現物給付(医療サービスの提供)だったね

つかえる知識になったかな？

医療保険制度について正しいのはどれか。

1. 約7割が国民健康保険に加入している。
2. 正常分娩は保険診療の対象外である。
3. 高額療養費は医療給付に含まれない。
4. 保険外併用療養費は現金給付である。

こたえは
P.31だよ

 P.27のこたえ 1&4 診療報酬とは、保険医療機関や保険薬局が、医療サービスの対価として保険者から受け取る報酬のことである。

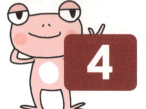

出題基準との対応 **II-5-C**

4 社会保障制度
介護保険制度①

絶対覚える!!

▶ 保険者（市町村）と被保険者（第1号被保険者と第2号被保険者の違い）
▶ 介護保険制度における主要な特定疾病
▶ 要介護認定の申請窓口と認定までの流れ

介護保険制度の基礎知識

- □ <u>介護保険制度</u>は、人口の高齢化に伴う介護ニーズを<u>社会全体で支えるしくみ</u>として、2000（平成12）年にスタートした社会保険制度である。
- □ 介護保険制度の根拠法は<u>介護保険法</u>（1997［平成9］年成立）である。
- □ 介護保険制度の<u>保険者</u>（実施主体）は<u>市町村</u>（および特別区）である。
- □ <u>被保険者</u>（保険料を納める者）は、<u>40</u>歳以上のすべての国民である（強制加入）。
- □ 被保険者は、<u>第1号被保険者</u>と<u>第2号被保険者</u>に分けられる（<u>表</u>）。
- □ 第2号被保険者の認定要件となる<u>特定疾病</u>は表の16疾患である。

●介護保険制度における被保険者

	第1号被保険者（約40%）	第2号被保険者（約60%）
定　義	<u>65</u>歳以上の者	40～65歳未満の<u>医療保険加入者</u>
給付対象者	・<u>要介護者</u>（寝たきりや認知症で介護が必要な者） ・<u>要支援者</u>（要介護状態になるおそれがあり、日常生活に支援が必要な者）	初老期における認知症や脳血管疾患など<u>老化に起因する特定の疾病</u>（下表）により、要介護・要支援状態にある者
保険料負担	市町村ごとに定められた所得段階別の定額保険料（低所得者の負担軽減措置あり）	・健保：標準報酬×介護保険料率（事業主負担あり） ・国保：所得割、均等割などに按分（国庫負担あり）
徴収方法	一定額以上の年金受給者は年金から天引き	医療保険者が医療保険料として徴収
自己負担割合	制度を利用する際の利用者の<u>自己負担割合</u>は原則<u>1</u>割、ただし一定以上所得者は<u>2</u>割*となっている。	

＊：2014（平成26）年の介護保険法改正による（実施は2015［平成27］年8月～）。

●介護保険法で定める特定疾病

①<u>末期のがん</u>　②<u>関節リウマチ</u>　③筋萎縮性側索硬化症　④後縦靱帯骨化症　⑤骨折を伴う骨粗鬆症　⑥<u>初老期における認知症</u>　⑦<u>パーキンソン病関連疾患</u>　⑧脊髄小脳変性症　⑨脊柱管狭窄症　⑩早老症　⑪多系統萎縮症　⑫糖尿病性神経障害、糖尿病

性腎症、糖尿病性網膜症　⑬脳血管疾患　⑭閉塞性動脈硬化症　⑮慢性閉塞性肺疾患
⑯両側の膝関節または股関節に著しい変形を伴う変形性関節症

要介護認定

- □ 介護保険制度による給付を受けるには、給付を受けようとする被保険者またはその代行者が、市町村に申請し、要介護認定を受ける必要がある。
- □ 要介護認定は、次の手順で行われる。
  - ①申請：市町村窓口への申請
  - ②訪問調査・主治医意見書：市町村の調査員が心身の状況について聞き取り調査を行う。また、主治医が意見書を作成・提出する。
  - ③一次判定：認定調査票に基づいたコンピュータによる自動判定が行われる。
  - ④二次判定：訪問調査と主治医意見書をもとにした介護認定審査会による判定が行われる。
  - ⑤認定：非該当または要支援1・2、要介護1～5の7段階のいずれかに認定される（原則として申請から30日以内に通知される）。
- □ 要介護度は、要支援1が最も軽度で、数字が大きいほど介護の必要度が高い状態（自立度の低い状態）を示し、利用できるサービスの支給限度基準額が高額になる。
- □ 認定結果の有効期間は原則として6か月（更新で12か月）である。
- □ 要介護認定の結果に不服がある場合には、都道府県に設置された介護保険審査会に不服申立てを行うことができる。

つかえる知識になったかな？

介護保険制度で正しいのはどれか。

1. 要介護認定の申請窓口は市町村である。
2. 保険者は都道府県である。
3. 65歳から被保険者となる。
4. 任意加入の制度である。

こたえは P.33 だよ

A P.29 のこたえ　2
✗1：全体の約4割が加入している。
○2：正常分娩や健康診断などは保険診療の対象外。
✗3：医療給付に含まれる。　✗4：保険外併用療養費は現物給付。

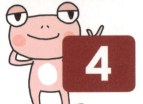

4 社会保障制度 介護保険制度②

出題基準との対応 II-5-C

絶対覚える!!

▶ 介護保険制度による3つのサービスの種類
▶ 要介護者と要支援者で利用できるサービスの違い
▶ 介護支援専門員（ケアマネジャー）の主な役割

介護保険によるサービス

- □ <u>要介護認定</u>の結果に基づいて、介護保険制度によるサービスが提供される。
- □ 介護保険制度によるサービスには、①<u>居宅</u>サービス、②<u>施設</u>サービス、③<u>地域密着型</u>サービスの3つがある（図）。
- □ <u>要介護（要介護1～5）</u>の人は、①居宅サービス、②施設サービス、③地域密着型サービスの**すべてのサービス**を利用することができる。
- □ <u>要支援（要支援1・2）</u>の人は、①居宅サービス（名称は**「介護予防サービス」**となる）、③地域密着型サービス（名称は**「地域密着型介護予防サービス」**となる）を利用することができる。
- □ 施設サービスは<u>要介護者</u>にのみ提供されるサービスで、<u>要支援者</u>は利用できない。
- □ 各サービスを適切に利用するために、利用者の身体状況などに応じて<u>ケアプラン</u>（介護サービスの利用計画書）が作成される。
- □ ケアプランは、**利用者が自ら作成する**こともできるが、通常は<u>介護支援専門員（ケアマネジャー）</u>や<u>保健師</u>などに相談し作成する。
- □ ケアプランの作成にかかる費用は**全額が保険給付**され、<u>自己負担</u>はない。
- □ <u>介護支援専門員（ケアマネジャー）</u>の主な業務内容は、ケアマネジメント（ケアプランの作成など）のほか、<u>要介護認定</u>に関する業務（要介護認定の申請代行、更新申請、訪問調査など）、関係各所への<u>連絡・調整</u>などがある。
- □ 要介護認定で<u>非該当</u>となった場合には、介護保険によるサービスは受けられないが、市町村が主体となって行っている<u>地域支援事業</u>を利用することができる（費用は利用者負担となる）。

●介護保険によるサービスの種類

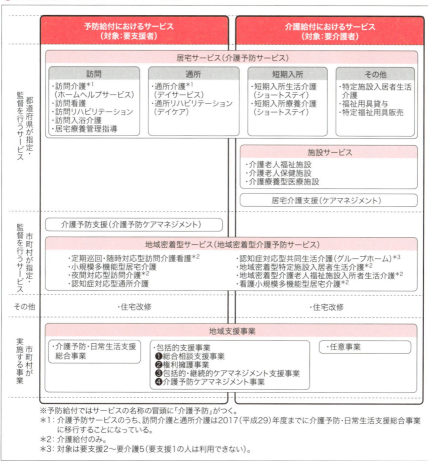

※予防給付ではサービスの名称の冒頭に「介護予防」がつく。
*1：介護予防サービスのうち、訪問介護と通所介護は2017(平成29)年度までに介護予防・日常生活支援総合事業に移行することになっている。
*2：介護給付のみ。
*3：対象は要支援2〜要介護5(要支援1の人は利用できない)。

 つかえる知識になったかな？

介護保険制度において要支援に該当する者が利用できないのはどれか。

1. 訪問入浴介護
2. 通所リハビリテーション
3. 介護老人福祉施設への入居
4. 福祉用具の貸与

こたえは
P.35 だよ

P.31 のこたえ　1

○1：要介護認定の申請窓口は市町村で、認定を受けることで給付が受けられるようになる。✕2：保険者は市町村である。
✕3：40歳から被保険者となる。✕4：強制加入の制度である。

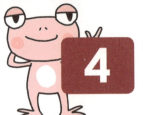

4 介護保険制度③

社会保障制度

出題基準との対応 II-5-C

絶対覚える!!

▶ 主な居宅サービスの種類と監督者
▶ 3つの施設サービスの特徴、対象者、職員配置の違い
▶ 主な地域密着型サービスの種類と監督者

居宅サービス（介護予防サービス）

- □ **居宅サービス（介護予防サービス）**では、自宅で暮らす要支援・要介護者に対し、**訪問**、**通所**、**短期入所**（ショートステイ）などの介護サービスが提供される。
- □ 在宅者だけでなく、要支援・要介護の**特定施設入所者**（有料老人ホームなどの入居者）も同様に、このサービスを利用することができる。
- □ **都道府県**が指定・監督を行うサービスである。

※P.33の図参照。

施設サービス

- □ 介護保険制度における施設サービスには、①**介護老人福祉施設**（特別養護老人ホーム）、②**介護老人保健施設**（老健）、③**介護療養型医療施設**の3つがある（表）。
- □ **介護老人福祉施設**は、**常時**介護を必要とし、自宅では介護が困難な要介護者（原則として**要介護3**以上）を対象とした施設で、提供されるサービスは**生活介護**が中心となる。
- □ **介護老人保健施設**は、病状が安定期にあり、入院治療の必要はないが、看護・医学的管理下における介護および**機能訓練**が必要な要介護者を対象とした施設で、提供されるサービスは**生活援助**＋**リハビリテーション**が中心となる。自宅での生活への復帰を目指す施設である。
- □ **介護療養型医療施設**は、病状が安定している長期療養患者で、**常時医学的な管理が必要**な要介護者を対象とした施設で、提供されるサービスは**医療的ケア**が中心となる。

※介護療養型医療施設は2017（平成29）年度末までに廃止予定となっている。

地域密着型サービス（地域密着型介護予防サービス）

☐ **地域密着型サービス（地域密着型介護予防サービス）** は、介護が必要な状態になっても住み慣れた地域で継続して生活できるよう、<u>市町村</u>が指定・監督する事業者が地域住民に提供するサービスで、各地で異なる<u>地域の特徴やニーズに合ったサービス</u>を受けることができる。

※P.33の図参照。

▶施設サービスの要件

	介護老人福祉施設	介護老人保健施設	介護療養型医療施設
対象者 （要介護者のみ）	常時介護が必要で、自宅での介護が困難な者	病状が安定しており入院の必要がない者	病状の安定した長期療養者で、常時医学的な管理が必要な者
機能	生活介護が中心 （福祉的機能が強い）	生活援助＋機能訓練（リハビリテーション）が中心 （中間的機能）	医学的管理が中心 （医療的機能が強い）
根拠法	介護保険法・老人福祉法	介護保険法	介護保険法・医療法
人員基準 （100床当たり）	医師1名（非常勤可） 看護職員3名 介護職員31名 介護支援専門員1名 機能訓練指導員1名 その他（生活相談員、栄養士など）	医師1名（常勤） 看護職員10名*1 介護職員24名*2 介護支援専門員1名 理学療法士、作業療法士 または言語聴覚士1名 その他（薬剤師など）	医師3名 看護職員17名 介護職員17名 介護支援専門員1名 その他（薬剤師、理学療法士、作業療法士など）
1人当たり床面積	居室10.65m²以上 1室の定員原則1人	療養室8m²以上 1室の定員4人以下	病室6.4m²以上 1室の定員4人以下

＊1：看護・介護職員の2/7程度
＊2：看護・介護職員の5/7程度

 つかえる知識になったかな？

介護老人保健施設で正しいのはどれか。

1. 人員基準では、介護職員よりも看護職員の割合が高い。
2. 終生利用する者を入所の対象とする。
3. 非常勤の医師の配置が義務づけられている。
4. 生活援助とリハビリテーションを中心に行う。

こたえは
P.37だよ

A P.33のこたえ　3
○1＆2＆4：これらは「介護予防サービス」に含まれ、要支援者が利用できる。
✕3：要支援者は介護保険制度における「施設サービス」は利用できない。

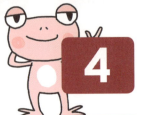

4 介護保険制度④

社会保障制度

出題基準との対応 Ⅱ-5-C

絶対覚える!!
- ▶介護給付のしくみと自己負担割合、給付の対象外となる項目
- ▶福祉用具の貸与と購入、自宅改修の限度額
- ▶地域包括支援センターの役割、職員配置、設置者

介護給付

- □ <u>居宅介護サービス</u>（<u>居宅サービス</u>と<u>地域密着型サービス</u>）には、要介護度に応じて保険給付の上限額（<u>区分支給限度基準額</u>）が設定されており、利用者はその範囲内でサービスを組み合わせて利用する。
- □ 限度額内でサービスを利用した場合は、実際にかかった費用の９割が支給され、<u>１割</u>を利用者が<u>自己負担</u>する（一定以上所得者は<u>２割</u>負担）。
- □ 利用したサービスの費用が限度額の上限を越えた場合は、限度額内は<u>１割</u>、<u>超過分</u>は<u>全額</u>が利用者負担となる。
- □ <u>施設サービス</u>の費用についても同様に、施設サービスごとに基準額が設けられており、入所者は費用の<u>１割</u>（または２割）を<u>自己負担</u>する。
- □ 施設入所者（ショートステイ利用者を含む）の<u>居住費</u>および<u>食費</u>は、在宅者との公平性の観点などから、<u>保険給付の対象外</u>（すべて自己負担）となっている。ただし、<u>おむつ</u>代は<u>給付の対象</u>となっている。
- □ 居宅介護・施設サービスともに、自己負担額が高額になる場合には、負担の上限が設定され、<u>高額介護サービス費</u>が支給される。その他の利用者負担軽減措置として、<u>高額医療・高額介護合算療養費制度</u>などがある。

福祉用具の貸与・購入と住宅改修

- □ <u>居宅サービス</u>の１つとして、要支援・要介護者の自立の促進、家族介護者の負担軽減などを目的とした<u>福祉用具の貸与</u>・<u>購入費の支給</u>、<u>住宅改修</u>費用の支給が行われている。
- □ <u>福祉用具の貸与</u>：支給限度基準額が適用され、福祉用具の貸与（レンタル）が受けられる（**表**）。
- □ <u>特定福祉用具販売</u>：貸与にはなじまない福祉用具（肌に直接触れるもの＝腰掛

便座、特殊尿器［本体部分以外］、入浴補助用具など）の購入費は、要介護度にかかわらず1年間で**10万円**を限度に支給される。
- □ **住宅改修**：**転倒予防**や**日常的な移動**を容易にするために自宅を改修した際の費用は、要介護度にかかわらず**20万円**を上限として支給される（原則1人1回、自己負担1割）。給付対象は、手すり設置、段差解消、洋式便器への取替など。

地域支援事業

- □ 要支援・要介護状態になることを防ぎ、また介護が必要になった場合でも**住み慣れた地域の中で自立した生活が送れるように支援すること**を目的に、市町村が主体となって**地域支援事業**が行われている。
- □ 地域支援事業には、全市町村が行う**必須事業**（**介護予防・日常生活支援総合事業**、**包括的支援事業**）と、各市町村が独自に行う**任意事業**があり、事業の多くは各地の**地域包括支援センター**に委託されている。
- □ **地域包括支援センター**は、**介護保険法**（第115条）に規定された施設で、**市町村**が設置できる（または市町村が法人に委託して設置する）。
- □ センターの主な業務は、①**総合相談**、②高齢者**虐待**の早期発見・防止などの**権利擁護**、③**包括的・継続的ケアマネジメント**、④**介護予防ケアマネジメント**（要支援者の**ケアプラン作成**など）である。
- □ 配置される専門職は①**主任介護支援専門員**、②**保健師**、③**社会福祉士**で、チームアプローチで高齢者の生活を総合的に支援する役割をもつ。

●福祉用具の貸与の対象

要介護度	貸与対象となる福祉用具
要支援1・2、要介護1	手すり、スロープ、歩行器、歩行補助杖
要介護2～5 （＊は要介護4・5のみ）	上記に加え、車いす（＋付属品）、特殊寝台（＋付属品）、褥瘡予防用具、体位変換器、認知症老人徘徊感知器、移動用リフト本体、排泄処理装置本体＊

 つかえる知識になったかな？

在宅介護で介護保険給付の対象となるのはどれか。
1. 階段の手すりの設置
2. 紙おむつの購入
3. ポータブルトイレの貸与
4. 移動用リフト本体の購入

こたえは
P.39だよ

 P.35のこたえ 4　✕1：配置人数は介護職員のほうが多い。✕2：自宅への復帰を目指す施設である。✕3：100床につき1名の常勤医師の配置が義務づけられている。○4：選択肢の通り。

5 社会保障制度 その他の社会保険制度

出題基準との対応 **Ⅱ-5-D,E**

絶対覚える!!
- ▶ 年金保険制度の概要と社会保障給付費に占める年金の割合
- ▶ 雇用保険の保険者と実際に業務を取り扱っている機関
- ▶ 労災保険の保険者と実際に業務を取り扱っている機関

年金保険制度

- □ <u>年金保険制度</u>は、加齢や障害、死亡など、将来のリスクに対し、あらかじめ保険料を納めることで、必要なときに給付を受けるための<u>社会保険制度</u>である。
- □ 公的年金制度(国の制度)は、20～60歳未満の全国民が加入する<u>国民年金</u>(<u>基礎年金</u>)に加え、職種に応じて加入する<u>厚生年金</u>の2階建ての構造をとっている。
- □ 被保険者は職業によって<u>第1～3号被保険者</u>に分けられる。
  第1号被保険者：20～60歳未満で、第2・3号に該当しない者(自営業者など)
  第2号被保険者：被用者(民間の会社員)、組合員、公務員など
  第3号被保険者：第2号被保険者に扶養される配偶者(専業主婦など)
- □ 保険者は<u>日本年金機構</u>(窓口は<u>年金事務所</u>)である。
- □ 基礎年金には①<u>老齢基礎年金</u>、②<u>障害基礎年金</u>、③<u>遺族基礎年金</u>がある。
  ①**老齢基礎年金**：一定の年齢(原則65歳～)の高齢者に支給される。
  ②**障害基礎年金**：法に定められた障害等級に該当する者に支給される。
  ③**遺族基礎年金**：被保険者が死亡したとき、配偶者などに支給される。
- □ 基礎年金の受給資格を得るためには、<u>25年以上</u>の保険料納付期間(保険料免除期間を含む)が必要となる。
- □ 2012(平成24)年度の<u>社会保障給付費</u>(約108兆円)のうち「年金」が占める割合は<u>約54兆円</u>(<u>49.7％</u>)で、「医療」(約35兆円[31.9％])を上回っている(P.21参照)。

雇用保険制度

- □ <u>雇用保険</u>は、労働者の生活および雇用の安定と就職の促進のために<u>失業等給付</u>を行う社会保険制度で、労働者を雇う事業所は<u>強制加入</u>となる。
- □ 根拠法は<u>雇用保険法</u>である。

- 保険者は**国**で、業務は各都道府県の**労働局**、**公共職業安定所**が担う。
- 被保険者は、適用事業所に**使用されている労働者**（短期労働者も含む）。
- 保険料は、**被保険者と事業者**が負担する。
- 給付には、①**求職者給付**、②**就職促進給付**、③**教育訓練給付**、④**雇用継続給付**（**育児休業給付**、**介護休業給付**など）がある。

労働者災害補償保険制度（労災保険制度）

- **労働者災害補償保険**（**労災保険**）は、業務中や通勤中の災害に対し必要な保険給付を行うための社会保険制度で、労働者の社会復帰の促進、労働者とその遺族の援護、労働者の安全と衛生の確保を図ることを目的とする。
- 根拠法は、**労働者災害補償保険法**である。
- 保険者は**国**で、業務は各都道府県の**労働局**、**労働基準監督署**が担う。
- 被保険者は、適用事業所に**使用されている労働者**（短期労働者も含む）と特別加入者である。
- 保険料は、**事業主**が**全額負担**する。
- 保険給付の対象となるのは、**業務上または通勤中**の**負傷・疾病・障害・死亡**である。
- 給付には、①**療養給付**、②**休業給付**、③**障害給付**、④**遺族給付**、⑤**葬祭料**などがある。

つかえる知識になったかな？

平成24年度（2012年度）の社会保障給付費の中で年金の占める割合はどれか。

1. 78.5%
2. 49.7%
3. 31.9%
4. 15.3%

こたえは P.40 だよ

A P.37 のこたえ 1　○1：住宅改修費の支給対象である。✕2：在宅では紙おむつは自己負担になる（自治体の補助がある地域もある）。✕3：ポータブルトイレは特定福祉用具販売の対象種目。✕4：移動用リフト本体は福祉用具貸与の対象種目。

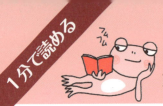

第2章　ミニマム・エッセンス　1問1答

 2012(平成24)年度の社会保障給付費は？
 108兆5,568億円！

 全国民が何らかの医療保険制度に加入している状態を何という？
 国民皆保険！

 医療保険の給付割合は原則何割？
 7割(自己負担3割)！

 医療保険のうち原則75歳以上の者を対象とした制度の名称は？
 後期高齢者医療制度！

 2012(平成24)年度の国民医療費の総額は？
 39兆2,117億円！

 2012(平成24)年度の国民1人当たり医療費は？
 30万7,500円！

 介護保険制度の保険者は？
 市町村！

 介護保険で「第1号被保険者」となる年齢は？
 65歳以上！

 介護保険制度を利用する際の自己負担割合は？
 原則1割！ただし一定以上所得者は2割！

 要介護認定の結果に不服がある場合に申し立てを行う窓口は？
 介護保険審査会(都道府県)！

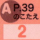

A P.39のこたえ　2　　×1＆3＆4：31.9％は社会保障給付費に占める「医療」の割合である。
○2：「年金」が社会保障給付費のおよそ5割を占める。

第**3**章

社会福祉施策

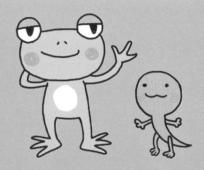

この章では、看護師国家試験出題基準の大項目「社会福祉に関する
法律の理念と施策」「社会福祉行政」の内容を凝縮して学びます。
生活保護者・障害者・児童・高齢者といった具合に、
対象者を整理して覚えれば、意外にすんなり理解が進むはず。
それぞれのポイントをしっかり押さえましょう。

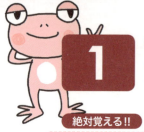

出題基準との対応 **II-6-B**

1 社会福祉施策 生活困窮者の福祉（生活保護法）

絶対覚える!!

▶ 生活保護の8つの扶助と各々の支給形態（現物か現金か）
▶ 生活保護の申請窓口と実施機関
▶ 生活保護受給世帯で最も多い世帯類型

生活保護制度の概要

☐ **生活保護制度**は、資産や能力などをすべて活用しても生活の維持が難しくなった<u>生活困窮者</u>（世帯）に対し、憲法第25条（生存権）の理念に基づいて、国が無差別平等に<u>「最低限度の生活」</u>を保障し、自立を助けるための**救済制度**である。

☐ 生活保護制度は<u>生活保護法</u>に基づいて実施される。

☐ 生活保護の**4つの原則**は次の通りである。

①**申請保護の原則**：保護は<u>申請</u>に基づいて行われる。ただし要保護者が急迫した状況にある場合は、申請がなくても保護できる。

②**基準・程度の原則**：保護は最低限度の生活の需要を満たすに十分で、かつこれを超えない<u>不足分</u>を補う**程度**とする。

③**必要即応の原則**：要保護者に対し、困窮の程度に応じて必要な保護を有効かつ適切に行う。

④**世帯単位の原則**：原則として<u>世帯</u>を単位として保護の要否および程度を定めるものとする。

☐ 生活保護の**実施機関**は、市町村または都道府県が設置する<u>福祉事務所</u>で、相談、申請の受付、保護決定を行う。

☐ 生活保護は**表**に示す**8つの扶助**で構成されており、生活を営む上で必要な費用に応じて支給される。

☐ 生活保護法に基づいて設置される保護施設には、①**救護施設**、②**更生施設**、③**医療保護施設**、④**授産施設**、⑤**宿所提供施設**がある。

生活保護の現状

- 生活保護の受給者は<u>増加傾向</u>にあり、2015（平成27）年3月末時点において、被保護実人員は<u>約217万人</u>、被保護世帯数は<u>約162万世帯</u>に達している。
- 生活保護受給世帯の内訳では、<u>高齢者世帯</u>が78.6万世帯（<u>48.7％</u>）で最も多く、次いで<u>傷病者世帯</u>25.8万世帯（約16％）、障害者世帯18.8万世帯（約12％）、母子世帯10.5万世帯（約6.5％）、その他の世帯27.7万世帯（約17％）となっている（「被保護者調査」による）。
- 平成25年度の<u>生活保護費の総額</u>は<u>約3.6兆円</u>で、中でも<u>医療扶助</u>が約1.7兆円と、およそ<u>半分</u>（47.0％）を占める（「生活保護費負担金事業実績報告」による）。
- <u>生活保護開始の主な理由</u>は「<u>貯金等の減少・喪失</u>」が<u>29.4</u>％と最も多く、次いで「<u>傷病による</u>」が26.4％、「<u>働きによる収入の減少・喪失</u>」が23.5％となっている（平成25年度「被保護者調査」による）。
- 生活保護に至る前の自立支援策の強化措置を規定する法律として、<u>生活困窮者自立支援法</u>が2015（平成27）年4月より施行されている。

●生活保護の扶助の種類と内容

扶助の種類	扶助の内容	支給形態
生活扶助	日常生活に必要な食費、被服費、光熱費などの費用	現金給付（基準額が支給される）
教育扶助	義務教育を受けるために必要な学用品の費用	
住宅扶助	家賃や地代などの費用	現金給付（定められた範囲内で実費が支給される）
出産扶助	出産に必要な費用	
生業扶助	就労に必要な技能の修得などにかかる費用	
葬祭扶助	葬祭に必要な費用	
医療扶助	医療サービスにかかる費用	現物給付（費用は医療機関や介護事業者に直接支払われる）
介護扶助	介護サービスにかかる費用	

問題　つかえる知識になったかな？

生活保護法で扶助として定められているのはどれか。2つ選べ。

1. 救護
2. 授産
3. 介護
4. 更生
5. 葬祭

こたえはP.45だよ

2 社会福祉施策 障害者の福祉① （障害者基本法）

出題基準との対応 Ⅱ-6-C、Ⅱ-7-A

絶対覚える!!
- ▶ 障害者基本法の目的と基本理念
- ▶ 障害者基本法が定める「障害者」の定義
- ▶ 障害者基本計画の策定責任の所在

障害者福祉の基盤となる法律

- □ 障害者の福祉施策は、**障害者基本法**を基盤として行われる。
- □ 障害者基本法をベースに、障害種別に応じた法律（**身体障害者福祉法、知的障害者福祉法**など）＋障害種別に関わらない共通事項に関する法律（**障害者総合支援法**）によって各々の障害者福祉施策が進められる（図）。

▶障害者福祉に関する法律

障害者福祉の基盤となる法律	障害種別に応じた法律	障害種別に共通した事項に関する法律
障害者基本法 →	身体障害者福祉法 知的障害者福祉法 精神保健福祉法 発達障害者支援法 児童福祉法 ＋	障害者総合支援法

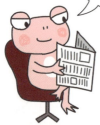

障害者福祉に関する法律や制度は近年大きく動きのある分野。新聞などで新しい情報もチェックしよう

44

障害者基本法の概要

- **法律の目的**：①障害者施策の**基本原則**や**理念**を定める、②国、地方公共団体の責務を明らかにする、③障害者の自立と社会参加を総合的・計画的に推進する。
- **「障害者」の定義**：身体障害、知的障害、精神障害（発達障害を含む）その他の心身の機能の障害がある者で、障害および社会的障壁により継続的に日常生活または社会生活に相当な制限を受ける状態にある者。
- 障害者基本法には、国民が広く基本原則に関する関心と理解を深めるとともに、障害者の社会参加を促進するため、障害者週間を設けることが定められている（毎年12月3～9日の1週間）。
- 障害者基本計画は、同法に規定された、障害者施策の最も基本的な方向性を定めたもので、国に策定義務がある。都道府県はこれに基づき「都道府県障害者計画」を、市町村は「市町村障害者計画」を策定する。
- 新障害者基本計画（第3次障害者基本計画）は、2013～2017（平成25～29）年度の障害者施策の基本計画を定めたもので、すべての国民が、障害の有無にかかわらず相互に人格と個性を尊重し合いながら「共生する社会」の実現を目指すため、**基本原則**や生活支援、保健・医療、雇用・就業などの**分野別施策の基本的方向**、数値目標などを定めている。
- **第3次障害者基本計画**においては、分野別施策として、①安全・安心、②差別の解消および権利擁護の推進、③行政サービス等における配慮、の3つが新規に加えられた。

問題 つかえる知識になったかな？

障害者基本法で正しいのはどれか。

1. 発達障害者は対象に含まれない。
2. 障害者基本計画は市町村が策定する。
3. 障害者週間が定められている。
4. 障害者の自立と保護を目的とする。

こたえは P.47 だよ

A P.43 のこたえ 3 & 5
○3＆5：生活保護法に基づく扶助の種類は、生活・教育・住宅・出産・生業・葬祭・医療・介護の8つである。
×1＆2＆4：救護、授産、更生は該当しない。

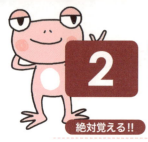

2 社会福祉施策 障害者の福祉② (障害者総合支援法)

出題基準との対応 II-6-C-b

絶対覚える!!

- ▶ 障害者総合支援法における「障害者(児)」の定義
- ▶ 障害者総合支援法が規定するサービス
- ▶ 障害者総合支援法が規定するサービスの実施主体

障害者総合支援法の概要

- □ **障害者総合支援法**(障害者の日常生活及び社会生活を総合的に支援するための法律)は、身体障害者・知的障害者・精神障害者(発達障害者を含む)・難病患者の障害種別間に存在していた格差を解消し、障害者福祉サービスを**一元化**し、かつサービスの利用者が費用を**応能負担**することなどによって、より適切な支援を受けられることを目指して制定された法律である。

- □ 本法は、2006(平成18)年に施行された**障害者自立支援法**から、これまで支援対象でなかった**難病患者**を追加して、2013(平成25)年に改題され制定された。

- □ 本法に基づくサービスには、**自立支援給付**と**地域生活支援事業**がある。

- □ **自立支援給付**:障害の種類にかかわらず**市町村**により全国一律に、利用者に個別給付される障害者福祉サービスで、①介護給付、②訓練等給付、③自立支援医療、④補装具がある(**図**)。

- □ **地域生活支援事業**:市町村や都道府県が実施する障害福祉サービスで、利用者の相談支援、手話などのコミュニケーション支援、日常生活用具の給付・貸与、移動支援、などがある(**図**)。

- □ サービスの支給希望者は、**市町村**に申請し、市町村審査会の判定を受ける。

自立支援医療

- □ **自立支援医療**は、障害者総合支援法に基づく**自立支援給付**の1つで、障害の軽減を図り、障害者が自立した日常生活や社会生活を営むために必要な医療を提供する**公費負担医療制度**である。

- □ 利用者の自己負担額は**原則1割**だが、低所得者や継続的に相当額の負担が生じる場合には上限額が設定され、負担軽減が図られている。

- □ 自立支援医療は、かつて障害種別に行われていた**公費負担医療制度を一元化**

して、サービスの公平性や支給認定を共通化したもので、次の３つが含まれる。なお、本制度が適用されるのは、都道府県の指定を受けた医療機関（<u>指定医療機関</u>）のみとなっている。

	定義	対象者	旧法
更生医療	身体障害に対して行われる、その障害の更生に必要な医療	18歳以上で身体障害者手帳の交付を受けた者	身体障害者福祉法
育成医療	身体に障害のある児が生活能力を得るために必要な医療	18歳未満の児童で特定の障害をもつ者	児童福祉法
精神通院医療	精神障害者に対して病院または診療所に通院し行われる精神医療	精神疾患を有し、通院による精神医療を継続的に必要とする者	精神保健福祉法

※難病患者に対する医療は自立支援医療には含まれず、難病法（P.160）に基づく対応となっている。

●障害者総合支援法におけるサービス

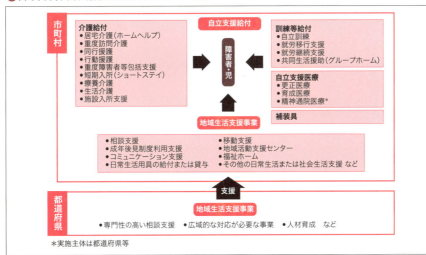

つかえる知識になったかな？

障害者総合支援法に基づくサービスで正しいのはどれか。

1. 自立支援給付と地域生活支援事業からなる。
2. サービス利用の申請窓口は都道府県である。
3. サービスの利用者負担は応益負担である。
4. 支援対象に難病患者は含まれない。

こたえは **P.49** だよ

A P.45 のこたえ 3
✕１：障害者の定義は「身体障害、知的障害、精神障害（発達障害を含む）」とされる。✕２：国（政府）が策定する。〇３：12月３～９日と定めている。✕４：障害者の自立と社会参加を促進することを目的としている。

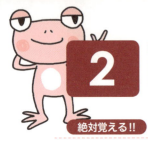

2 障害者の福祉③（身体障害者福祉法）

社会福祉施策

出題基準との対応 II-6-C-c

絶対覚える!!

▶ 身体障害者福祉法における「身体障害者」の定義
▶ 本法に基づく援護の実施機関と、身体障害者手帳の交付決定者
▶ 3つの障害者手帳と交付の根拠となる法律

身体障害者福祉法の概要

- □ **身体障害者福祉法**は、<u>障害者総合支援法</u>と相まって、身体障害者の<u>自立</u>と<u>社会経済活動</u>への参加を促進するための援助、保護を行い、身体障害者福祉の増進を図ることを目的とした法律である。
- □ 本法における**「身体障害者」**とは、以下の身体上の障害がある<u>18歳以上</u>の者で、都道府県知事から<u>身体障害者手帳</u>の交付を受けた者をいう。

・視覚障害	・腎臓機能障害
・聴覚障害	・呼吸器機能障害
・平衡機能障害	・膀胱または直腸機能障害
・音声・言語機能障害	・小腸機能障害
・咀嚼機能障害	・ヒト免疫不全ウイルスによる免疫機能障害
・肢体不自由	
・心臓機能障害	・肝臓機能障害

- □ 本法に基づく援護の実施は、その身体障害者の居住地の<u>市町村</u>が担う。
- □ 本法には<u>身体障害者更生相談所</u>の設置が規定されており、<u>都道府県</u>に設置義務がある。
- □ **身体障害者更生相談所**は、身体障害者の更生援護業務（専門的な相談・判定・指導など）を行う。
- □ **身体障害者手帳**は、本法に基づいて身体に障害のある人に対して、<u>都道府県知事</u>が交付を決定するものであり（申請・交付窓口は市町村・福祉事務所）、障害の程度に応じた各種の福祉サービス（車いすや義肢などの<u>福祉機器の交付</u>、<u>医療費助成</u>、<u>公共交通機関</u>の<u>料金割引</u>など）を受けるために必要となる。

障害者手帳の種類

- □ **障害者手帳**には、**身体障害者福祉法**に基づいて交付される**身体障害者手帳**のほか、**精神保健福祉法**に基づいて交付される**精神障害者保健福祉手帳**、知的障害者に対して交付される**療育手帳**（法的根拠はなく、厚生労働省の通知に基づき自治体が交付）の3つがある。
- □ 身体障害者福祉法における身体障害者の定義は18歳以上となっているが、身体障害者手帳に関しては、**18歳未満の者（児）**に対しても本法に基づいて交付される。

▶在宅の障害者手帳所持者等の推計

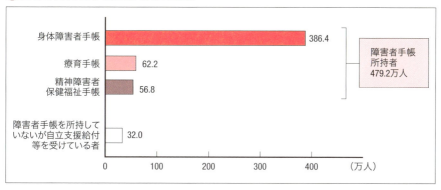

（資料：厚生労働省「平成23年生活のしづらさなどに関する調査」）

問題 つかえる知識になったかな？

16歳の肢体不自由児が障害者手帳の交付を受ける根拠となる法律はどれか。

1. 社会福祉法
2. 児童福祉法
3. 身体障害者福祉法
4. 障害者基本法
5. 障害者総合支援法

こたえは**P.51**だよ

A P.47 のこたえ 1

○1：選択肢の通り。✗2：サービスの利用を希望する際は市町村に申請する。✗3：応能負担（所得等に応じた負担）が原則であり、応益負担（所得等にかかわらず対価を負担）ではない。✗4：難病患者も本法に基づく支援の対象である。

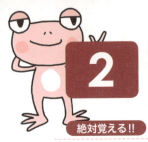

出題基準との対応 **Ⅱ-6-C-d,f**

社会福祉施策

2 障害者の福祉④（知的障害者福祉法／発達障害者支援法）

絶対覚える!!

▶ 知的障害者福祉法における更生援護の実施機関
▶ 療育手帳と知的障害者福祉法の関係
▶ 発達障害者支援法における「発達障害」の定義

知的障害者福祉法の概要

- □ **知的障害者福祉法**は、**障害者総合支援法**と相まって、知的障害者の<u>自立</u>と<u>社会経済活動への参加</u>を促進するための援助、保護を行い、知的障害者の福祉を図ることを目的とした法律である。
- □ 本法に定められた知的障害者への<u>更生援護</u>は、その知的障害者の居住地の<u>市町村</u>が実施する。
- □ 本法には<u>知的障害者更生相談所</u>の設置が規定されており、<u>都道府県</u>に設置義務がある。
- □ <u>知的障害者更生相談所</u>は、知的障害者の更生援護業務（専門的な相談・判定・指導など）を行う。
- □ 知的障害者に対して交付される障害者手帳には<u>療育手帳</u>があるが、本法による規定はなく、厚生労働省通達に基づいて制度が制定されている（P.49参照）。
- □ ただし、療育手帳の交付判定は<u>知的障害者更生相談所</u>が行っている（18歳以上の場合。18歳未満は<u>児童相談所</u>が行う）。

発達障害者支援法の概要

- □ **発達障害者支援法**は、発達障害者の<u>自立</u>や<u>社会参加</u>に資するよう、発達障害の<u>早期発見</u>等、生活全般の支援を図り、福祉の増進に寄与することを目的とした法律である。
- □ 本法において**発達障害**は、「自閉症、アスペルガー症候群その他の<u>広汎性発達障害</u>、<u>学習障害</u>、<u>注意欠陥多動性障害</u>、その他これに類する脳機能の障害で、その症状が通常低年齢において発現するもの」と定義されている。
- □ 本法には<u>発達障害者支援センター</u>の設置が規定されており、<u>都道府県</u>が設置する（直接設置または委託）。

□ **発達障害者支援センター**は、発達障害をもつ者やその家族を支援するための地域における拠点として、相談、発達支援、就労支援、その他情報提供などを行う機関である。

●発達障害の定義に含まれる脳機能障害

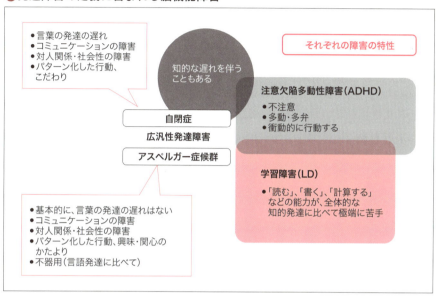

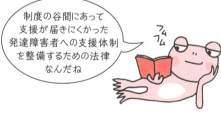

制度の谷間にあって支援が届きにくかった発達障害者への支援体制を整備するための法律なんだね

 つかえる知識になったかな？

発達障害者支援法に定義された「発達障害」で正しいのはどれか。

1. 軽度の知的障害のことを指す。
2. 注意欠陥多動性障害は含まれない。
3. 18歳未満の者のみを対象とする。
4. 通常は低年齢において発現するものを指す。

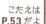 こたえは P.53 だよ

 A P.49 のこたえ **3**

✕1＆4＆5：障害者手帳交付の根拠となる法律ではない。
✕2＆○3：18歳未満の福祉は原則として児童福祉法が適用されるが、身体障害者手帳の交付は身体障害者福祉法に基づいて行われる。

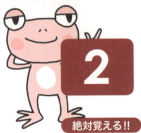

2 社会福祉施策 障害者の福祉⑤（精神保健福祉法）

出題基準との対応 Ⅱ-6-C-e

絶対覚える!!
▶精神保健福祉法の目的
▶精神保健福祉センターの位置づけ
▶精神保健福祉法に基づく5つの入院形態

精神保健福祉法の概要

- 精神保健福祉法（精神保健及び精神障害者福祉に関する法律）は、精神障害者の医療および保護を行うとともに、障害者総合支援法と相まって、精神障害者の社会復帰、自立、社会経済活動への参加を促進するとともに、国民の精神保健の向上を図ること等を目的とした法律である。
- 本法において精神障害者は、「統合失調症、精神作用物質による急性中毒またはその依存症、知的障害、精神病質、その他の精神疾患を有する者」と定義されている。
- 精神障害者保健福祉手帳は、本法に基づいて精神障害のある人に対して、居住地の都道府県知事が交付するものであり（申請は市町村に行う）、有効期間は2年間で、障害の程度により1〜3級に分けられる。

精神保健福祉センターの業務

- 本法には精神保健福祉センターの設置が規定されており、都道府県に設置義務がある。
- 精神保健福祉センターは、保健所や市町村の行う精神保健福祉活動を都道府県レベルで指導・援助する専門機関であり、保健所のように、地域住民に対する直接的な指導や訪問は原則行わない（地域における精神保健福祉活動の第一線機関はあくまで保健所である）。
- 精神保健福祉センターの主な業務は、精神保健および精神障害者の福祉に関する①知識の普及啓発・調査研究、②相談や指導のうち、複雑または困難な事例の取り扱い、③精神医療審査会の事務、④精神障害者保健福祉手帳の交付判定などである。
- 精神医療審査会とは、都道府県に設置された機関で、医療保護入院や措置入

院などの非自発的入院の要否や、入院患者・家族などからの退院請求等に対して、その妥当性の審査などを行う。

精神保健福祉法に基づく入院

- ☐ 本法では精神障害者の入院について、症状により本人の意思を確認できない場合や、自傷他害のおそれがある場合を想定し、**表**に示す5つの入院形態を定めている。
- ☐ 病院は入院形態や入院中の制限・権利（信書の発受、行政機関の職員や弁護士との電話・面会は制限されない旨）等を患者に告知する義務がある。
- ☐ 精神科への入院の判断を行う医師である精神保健指定医は、①5年以上の臨床経験、②3年以上の精神科診療経験、③指定の研修課程の修了、などの要件を満たし、厚生労働大臣の指定を受けた者とされる。

▶精神保健福祉法に基づく入院形態

名称	本人の同意の要否	入院要件	備考
任意入院	要	本人の同意に基づいた入院。退院の申し出があった場合は退院させなければならない。	ただし、指定医の判断で72時間に限り退院させないことができる。
医療保護入院	不要 （家族等の同意が必要）	指定医1名による診察の結果、医療および保護のために入院の必要があると判定し、家族等の同意が得られた場合。	入院・退院後10日以内に都道府県知事に届出が必要。
応急入院	不要	指定医1名による診察の結果、急を要し（拒食や意識障害があるなど）、家族等の同意を得られない状況において、72時間に限り入院させられる。	入院後、ただちに都道府県知事に届出が必要（退院後は10日以内に届出）。
措置入院 （都道府県知事に権限がある）	不要	指定医2名以上による診察の結果、自傷他害のおそれがあると認められる場合。	指定医の診察で自傷他害のおそれがないと判断された場合には退院させなければならない。
緊急措置入院 （都道府県知事に権限がある）	不要	指定医1名による診察の結果、直ちに入院させなければ、自傷他害のおそれが著しいと認められる場合、72時間に限り入院させられる。	措置入院の手続きをとる時間的余裕がない場合などに適用。

 つかえる知識になったかな？

精神保健及び精神障害者福祉に関する法律に基づく入院形態で、家族の同意が必要なのはどれか。

1. 任意入院
2. 医療保護入院
3. 応急入院
4. 措置入院

こたえは**P.55**だよ

 P.51のこたえ 4　✕1：知的障害の有無や軽重にかかわらない。✕2＆◯4：注意欠陥多動性障害や広汎性発達障害などが含まれ、「その症状が通常低年齢において発現するもの」とされる。✕3：年齢による対象の制限はない。

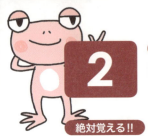

出題基準との対応　Ⅱ-6-C-e、Ⅲ-11-C-a

社会福祉施策

2 障害者の福祉⑥
（精神保健福祉の歴史）

絶対覚える!!

▶ 精神保健福祉法に至るまでの法律の変遷
▶ 精神保健福祉法で重視されている側面
▶ 心神喪失者等医療観察法の目的と重大な他害行為の内容

精神保健福祉の歴史的変遷

☐ **精神保健福祉**に関連する法律は、おおまかに次のような変遷を経て現在に至っている。

①**精神病者監護法**（1900[明治33]年制定）：初めて日本で制定された精神保健関連の法律で、**私宅監置**（自宅の一室や物置小屋の一角などに専用の部屋を設け精神障害者を収容すること）が合法的に認められていた。

②**精神病院法**（1919[大正8]年制定）：公立の精神病院の設置が規定されたが、設置義務はなかったため、戦後まで5県にしか設置されなかった。

③**精神衛生法**（1950[昭和25]年制定）：私宅監置制度が廃止され、都道府県への精神病院の設置が義務づけられた。**措置入院**や鑑定医の設置が規定され、私立病院が増加するきっかけとなった。

④**精神保健法**（1987[昭和62]年制定）：精神障害者の**人権擁護**と**社会復帰施設**等が法律に盛り込まれ、入院形態として**任意入院**が新設された。

⑤**精神保健福祉法**（1995[平成7]年制定）：精神障害者の**自立**と**社会参加**が目的として明記され、通院医療や退院後のケアの充実（**福祉施策の充実**）が図られた。

☐ 現在の精神保健福祉は、精神保健福祉法を中心に、**障害者基本法**（1993[平成5]年制定）や**障害者総合支援法**（2006[平成18]年に障害者自立支援法として制定され、2013[平成25]年に改題・制定）などによって制度面を補完しあう形となっている。

心神喪失者等医療観察法の概要

- □ **心神喪失者等医療観察法**（心神喪失等の状態で重大な他害行為を行った者の医療及び観察等に関する法律）は、心神喪失または心神耗弱の状態（**精神障害**のために善悪の区別がつかないなど、刑事責任を問えない状態）で**重大な他害行為**を行った者に対して、**適切な医療**を提供し、**社会復帰**を**促進**することを目的とした法律である（2003［平成15］年成立、2005［平成17］年施行）。
- □ 本法における**「重大な他害行為」**には、殺人、放火、強盗、強姦、強制わいせつ、傷害が該当する。
- □ 本法に基づく入院決定を受けて指定入院医療機関に入院している期間中は、**精神保健福祉法**の入院等に関する規定は**適用されない**。一方、通院決定または退院決定を受けて、地域社会における処遇を受けている期間中は、原則として本法と精神保健福祉法の**双方が適用**される。

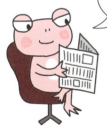

心神喪失者等医療観察法は、2001年に起きた大阪府池田小児童殺傷事件を契機として制定された法律なんだ

問題 つかえる知識になったかな？

1995年の「精神保健及び精神障害者福祉に関する法律」の制定で充実が図られたのはどれか。

1. 私宅監置の廃止
2. 社会復帰施設の法制化
3. 患者の意思に基づいた入院
4. 精神障害者の福祉

こたえは **P.57** だよ

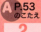

A P.53 のこたえ 2　✕1 & 4：家族の同意の要否は規定されていない。○2：本人の同意が得られない場合に、家族等の同意を得て行われる入院である。
✕3：急を要し、本人・家族等の同意を得られない場合に行われる入院である。

出題基準との対応 **II-6-C-g**

2 [社会福祉施策] 障害者の福祉⑦（障害者虐待防止法／障害者雇用促進法）

絶対覚える!!

- ▶ 障害者虐待防止法における障害者虐待の種類
- ▶ 虐待を発見したときの通報先
- ▶ 障害者雇用促進法で事業主に課される義務

障害者虐待防止法の概要

□ **障害者虐待防止法**（障害者虐待の防止、障害者の養護者に対する支援等に関する法律）は、障害者に対する**虐待の禁止**、**予防**・**早期発見**などの虐待防止策、被虐待者の保護および自立支援、養護者に対する支援等を目的とした法律である。

□ 本法において**「障害者虐待」**とは、養護者、障害者福祉施設の従事者、使用者（障害者を雇用する事業主）による①**身体的虐待**、②**性的虐待**、③**心理的虐待**、④**ネグレクト**（放棄・放置）、⑤**経済的虐待**を指す。

□ 虐待を受けたと思われる障害者を発見した者は、すみやかに**市町村**に通報する義務がある（使用者による虐待の通報は**市町村**または**都道府県**）。

□ 市町村は、**市町村障害者虐待防止センター**としての機能を果たす。

□ **市町村障害者虐待防止センター**は、通報の受理、被虐待者の保護のための指導・助言、予防のための啓発活動などを行う。

□ 都道府県は、**都道府県障害者権利擁護センター**としての機能を果たす。

□ **都道府県障害者権利擁護センター**は、通報の受理（使用者による虐待）、市町村に対する助言、援助などを行う。

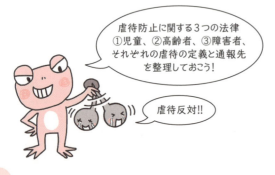

虐待防止に関する3つの法律
①児童、②高齢者、③障害者、それぞれの虐待の定義と通報先を整理しておこう！

虐待反対!!

障害者雇用促進法の概要

- **障害者雇用促進法**（障害者の雇用の促進等に関する法律）は、身体障害者、知的障害者の**雇用促進**、職業生活において**自立**するための措置を講じ、障害者の**職業の安定**を図ることを目的とした法律である。
- 本法では、事業主に対し、従業員のうち**一定比率で障害者を雇用**することを義務化している（民間企業2.0％、国や地方公共団体2.3％など）。
- 障害者雇用率**未達成事業主には納付金**の徴収、**達成事業主には調整金**が支給される。また、障害者の雇用に際して各種の助成金制度などがある。
- 障害者本人に対する措置として、国、地方公共団体は**職業リハビリテーション事業**を実施する。
  - ①**ハローワーク**：障害者の態様に応じた職業紹介・指導、求人開拓など
  - ②**地域障害者職業センター**：専門的な職業リハビリテーションの実施
  - ③**障害者就業・生活支援センター**：就業・生活両面にわたる相談・支援
- 2016（平成28）年4月～改正の要点：雇用分野での①**障害者差別**の禁止（障害者であることを理由とする差別の禁止）、②**合理的配慮**（個々の事情を有する障害者への配慮。たとえば聴覚障害者に対する面接を筆談で行うなど）の提供義務、③相談体制の整備、苦情処理、紛争解決の援助の努力義務などが新たに盛り込まれた。

 つかえる知識になったかな？

障害者虐待防止法における障害者虐待でネグレクトに該当するのはどれか。

1. 暴力によって身体に傷やあざができる。
2. 脅したり侮辱する言葉を投げかける。
3. 性的な行為を強要する。
4. 食事や排泄などの身辺の世話をしない。
5. 本人の同意なしに財産を不当処分する。

こたえはP.59だよ

 P.55のこたえ **4**

×1：私宅監置は1950年の精神衛生法制定時に廃止された。 ×2＆3：社会復帰施設や任意入院等が盛り込まれたのは精神保健法制定時（1987年）。
○4：精神保健福祉法では、福祉施策の充実が図られた。

3 社会福祉施策 児童の福祉①（児童福祉法）

出題基準との対応 **Ⅱ-6-D-a**

絶対覚える!!

▶ 児童相談所の設置主体と主な業務
▶ 児童福祉施設の種類
▶ 小児慢性特定疾病医療費助成制度の概要

児童福祉法の概要

□ <u>児童福祉法</u>は、18歳未満のすべての児童の<u>健全な育成</u>と、児童の福祉を保障することを目的とした法律である。

□ 本法における<u>児童</u>とは<u>18歳未満の者</u>を指し、さらに、<u>1歳未満</u>を<u>乳児</u>、1歳～小学校就学までを<u>幼児</u>、小学校就学から<u>18歳</u>に達するまでを<u>少年</u>と規定している。

児童福祉法の実施機関・組織・施設

□ <u>児童相談所</u>は、本法に規定された児童福祉の第一線の実施機関であり、<u>都道府県</u>等に設置義務がある。

□ 児童相談所は、①<u>養護相談</u>（虐待や育児困難など）、②<u>保健相談</u>、③<u>障害相談</u>（心身障害など）、④<u>非行相談</u>、⑤<u>育成相談</u>（不登校など）など児童や家庭に関する相談業務のほか、児童福祉施設の窓口業務、児童の<u>一時保護</u>を行う。<u>児童福祉司</u>を中心とした専門職が対応にあたる。

□ 本法に規定されている<u>児童委員</u>とは、厚生労働大臣の委嘱により任命され、市町村に置かれる民間奉仕者（ボランティア）で、**要保護児童の<u>発見・通告</u>**、児童相談所や福祉事務所が実施する<u>家庭状況調査への協力</u>などを行う。地域の<u>民生委員</u>が兼務できる。

□ 家庭での養育が困難である児童などを保護・養護する施設として、<u>児童福祉施設</u>がある。本法に基づき国・都道府県・市町村、社会福祉法人などが設置主体となり、**表**に示す**12の施設**での支援を行っている。

児童福祉法に基づく療育給付・医療給付・支援事業

□ <u>結核児童療育給付</u>：骨関節結核その他の結核に罹患し、長期に入院治療を要する<u>結核児童</u>に対し、本法に基づいて<u>医療費</u>（医療保険の自己負担分を所得に

応じて給付）や<u>学習用品</u>・必要品の給付が行われる。

□ **小児慢性特定疾病医療費助成制度**：小児慢性特定疾病（**表**に示す<u>14疾患群704疾患</u>）に罹患している児童に対し、本法に基づいて、治療研究に関わる<u>医療費の給付</u>が行われる（医療保険の自己負担分を所得に応じて給付）。本制度は<u>18歳未満</u>の児童を対象とするが、引き続き治療が必要であると認められる場合については、<u>20歳未満</u>までを対象とする。

□ 実施主体はいずれの制度も<u>都道府県</u>および指定都市、中核市である。

□ **子育て支援事業**：市町村は、児童の健全な育成のために①乳児家庭全戸訪問、②養育支援訪問、③地域子育て支援拠点事業、④一時預かり事業の実施に務める。

●児童福祉施設（12施設）

施設の名称
助産施設*1
乳児院
母子生活支援施設*1
保育所*1
幼保連携型認定こども園*1、*2
児童厚生施設
児童養護施設
障害児入所施設
児童発達支援センター
情緒障害児短期治療施設
児童自立支援施設
児童家庭支援センター

●小児慢性特定疾病の14の疾患群
（14疾患群704疾患、2015［平成27］年9月現在）

①悪性新生物
②慢性腎疾患
③慢性呼吸器疾患
④慢性心疾患
⑤内分泌疾患
⑥膠原病
⑦糖尿病
⑧先天性代謝異常
⑨血液疾患
⑩免疫疾患
⑪神経・筋疾患
⑫慢性消化器疾患
⑬染色体または遺伝子に変化を伴う症候群
⑭皮膚疾患群

＊1：これら施設への入所事務は、市町村もしくは市が管轄する福祉事務所が行う。
＊2：認定こども園法に基づき「学校」と「児童福祉施設」の両方に位置づけられる。

 つかえる知識になったかな？

児童福祉施設に**含まれない**のはどれか。

1．助産施設
2．児童養護施設
3．母子健康センター
4．児童家庭支援センター

こたえは
P.61だよ

 P.57のこたえ　4　　×1：身体的虐待に当たる。　×2：心理的虐待に当たる。
×3：性的虐待に当たる。　○4：ネグレクト（放棄・放置）に当たる。
×5：経済的虐待に当たる。

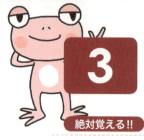

社会福祉施策

3 児童の福祉②（児童虐待防止法／母子及び父子並びに寡婦福祉法）

出題基準との対応 II-6-D-b,c

絶対覚える!!

▶ 児童虐待の定義
▶ 児童虐待を発見した際の通告先
▶ 母子・父子福祉施設の種類

児童虐待防止法の概要

☐ **児童虐待防止法**（児童虐待の防止等に関する法律）は、児童への**虐待禁止**、虐待の**予防・早期発見**、**児童の保護**のための施策を推進し、児童の権利利益の擁護に資することを目的とした法律である。

☐ **児童虐待の定義**：本法において**児童虐待**とは、①**身体的虐待**、②**性的虐待**、③**ネグレクト**（保護の怠慢・拒否）、④**心理的虐待**を指す。

☐ **児童虐待の早期発見・通告**：児童虐待を受けたと思われる児童を発見した者は、すみやかに**市町村**、**福祉事務所**もしくは**児童相談所**に通告しなければならない（通告は**児童委員**を介してもよい）。

☐ 児童虐待の通告は、**守秘義務違反**や刑法上の**秘密漏示罪**には当たらない。

☐ 虐待の通告があった際、児童相談所長（ないしは都道府県知事）は必要に応じて①児童の**一時保護**、②保護者の出頭要求、③**立ち入り調査**、④再出頭要求、⑤**警察署長への援助要請**、⑥児童虐待を行った保護者に対する指導、⑦**面会・通信**の制限（接近禁止命令）等の対応を講じる。

母子及び父子並びに寡婦福祉法の概要

☐ **母子及び父子並びに寡婦福祉法**は、母子家庭・父子家庭、寡婦（夫と死別または離別し、再婚していない女性）に対し、**生活の安定と向上**のために必要な措置を講じ、**福祉の向上**を図ることを目的とした法律である。

☐ 都道府県知事、市長および福祉事務所を設置する町村長は、本法に基づき**母子・父子自立支援員**を委嘱する。

☐ **母子・父子自立支援員**の主な業務は、母子家庭の母、父子家庭の父、寡婦に対する**相談**、**自立**に必要な情報提供・指導、職業能力の向上・**求職活動**に関する支援などである。

- **福祉資金の貸与**：都道府県は本法に基づき、母子家庭等の経済的自立の助成や児童福祉の増進等のために、**表**に示す資金（**母子福祉資金**、**父子福祉資金**）を貸与することができる。寡婦に対しても同様な**寡婦福祉資金**の貸与がある。
- **母子・父子福祉施設**は、本法に基づき母子家庭の母および父子家庭の父、並びに児童の心身の健康保持と生活向上のために設置される施設で、**母子・父子福祉センター**と**母子・父子休養ホーム**の2種類がある（**表**）。
- 母子・父子福祉施設は、**都道府県・市町村・社会福祉法人**等が設置する。

母子・父子・寡婦福祉資金の貸付内容

①事業開始資金　　　⑦就学支度資金
②事業継続資金　　　⑧修業資金
③就職支度資金　　　⑨結婚資金
④医療介護資金　　　⑩修学資金
⑤技能習得資金　　　⑪住宅資金
⑥生活資金　　　　　⑫転宅資金

2つの母子・父子福祉施設

施設の種類	概要
母子・父子福祉センター	無料または低額な料金で、母子家庭等の各種の相談に応じ、生活指導および生業の指導を行う施設
母子・父子休養ホーム	無料または低額な料金で、母子家庭等に対してレクリエーション、その他、休養のための便宜を提供する施設

 つかえる知識になったかな？

虐待を受けたことが疑われる児童を発見した際の通告先として、児童虐待の防止等に関する法律に規定されているのはどれか。**2つ選べ**。

1. 福祉事務所
2. 警察署
3. 簡易裁判所
4. 児童相談所
5. 法務局

こたえは
P.63 だよ

 P.59 のこたえ 3

○ 1 & 2 & 4：いずれも児童福祉法に規定された児童福祉施設である。
× 3：母子健康センターは、母子保健法に規定された施設である。

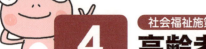

4 社会福祉施策 高齢者の福祉①（老人福祉法）

出題基準との対応 II-6-E-a、II-7-D

絶対覚える!!

▶ 老人福祉法における在宅福祉サービスの概要
▶ 7つの老人福祉施設と役割
▶ 老人福祉計画の策定義務がある自治体

老人福祉法の概要

- □ **老人福祉法**は、高齢者の福祉に関する原理を明らかにするとともに、高齢者に対し、**心身の健康の保持**および**生活の安定**のために必要な措置を講じ、高齢者の福祉を図ることを目的とした法律である。
- □ 現在は、高齢者福祉に関するサービスは**介護保険制度**が優先的に適用されるが、やむを得ない事由で介護保険を利用できない場合に、本法の「福祉の措置」としてサービスが提供される。
- □ 本法に基づく高齢者福祉サービスは、**在宅福祉**と**施設福祉**に大別される。

在宅福祉と施設福祉

- □ **在宅福祉サービス**（**老人居宅生活支援事業**）として提供される事業は**表**の通りである。また、**施設福祉サービス**（**施設福祉**）として提供される施設は**表**の通り7施設あり、**老人福祉施設**と呼ばれる。
- □ 民間の事業者が高齢者を入所させて生活サービスを提供する施設に**有料老人ホーム**がある。本法に規定される老人福祉施設には該当しないが、高齢者保護の観点などから、本法に一部規定があり、設置に際しての**都道府県知事**への**届出義務**等が規定されている。
- □ このほか、**本法に規定はないが**、厚生労働省通知等で規定された**高齢者向けの福祉施設**に、次の3つがある。
    - ①**高齢者生活福祉センター**：高齢者に対して、介護支援機能、居住機能および交流機能を総合的に提供する。実施主体は市町村。
    - ②**老人憩の家**：地域において高齢者に対して教養の向上、レクリエーション等のための場を提供する。設置および運営主体は市町村。
    - ③**老人休養ホーム**：景勝地や温泉地等の休養地において、高齢者に低廉で健

全な保健休養のための場を提供し、心身の健康の増進を図る。設置および運営主体は地方公共団体。

老人福祉計画

□ **老人福祉計画**とは、本法に規定された、老人居宅生活支援事業および老人福祉施設による事業の供給体制の確保に関する計画であり、市町村には「**市町村老人福祉計画**」、都道府県には「**都道府県老人福祉計画**」の策定を**義務づけ**ている。

●在宅福祉サービス（老人居宅生活支援事業）

事業名称 （介護保険における名称）
老人居宅介護等事業 （訪問介護）
老人デイサービス事業 （通所介護）
小規模多機能型居宅介護事業 （小規模多機能型居宅介護）
老人短期入所事業 （短期入所生活介護）
認知症対応型老人共同生活援助事業 （認知症対応型共同生活介護）
複合型サービス福祉事業 （看護小規模多機能型居宅介護）

●老人福祉施設

施設の名称	概要
老人デイサービスセンター	65歳以上の者に日帰り介護（デイサービス）を行う施設。生活介護、機能訓練、介護方法の指導等。
老人短期入所施設	65歳以上で、養護者の疾病等で居宅での介護が一時的に困難になった者を短期入所させる施設。
養護老人ホーム	65歳以上で、環境上・経済上の理由により居宅での養護が困難な者を入所養護する施設。市町村の措置で入所する。
特別養護老人ホーム （介護老人福祉施設）	65歳以上で、常時介護が必要で居宅介護が困難なものを養護する施設。（ ）は介護保険法上の名称。
軽費老人ホーム	無料または低額で高齢者を入所させ、日常生活上必要な便宜を提供する施設。
老人福祉センター	無料または低額で、高齢者の各種相談、健康増進、教養向上、レクリエーションなどを提供する施設。
老人介護支援センター	高齢者福祉の専門的な相談窓口。居宅介護を受ける高齢者・養護者と関連機関との連絡調整等を担う。

 つかえる知識になったかな？

「65歳以上で、経済上・環境上の理由で居宅生活が困難なものを養護する」施設はどれか。

1. 養護老人ホーム
2. 特別養護老人ホーム
3. 軽費老人ホーム
4. 老人福祉センター

こたえは P.65 だよ

P.61 のこたえ
1 & 4

○1 & 4：すみやかに市町村、児童相談所もしくは福祉事務所に通告することとされている。
×2 & 3 & 5：通告先としては規定されていない。

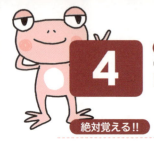

4 高齢者の福祉②（高齢者虐待防止法）

社会福祉施策

出題基準との対応 II-6-E-b

絶対覚える!!

- ▶ 高齢者虐待の定義
- ▶ 高齢者虐待防止法に定められた通報先
- ▶ 被虐待高齢者の特徴

高齢者虐待防止法の概要

- □ **高齢者虐待防止法**（高齢者虐待の防止、高齢者の養護者に対する支援等に関する法律）は、高齢者の虐待防止に関する国の責務、高齢者保護のための措置、養護者への支援等を定めることで、虐待を防止し、高齢者の権利利益の擁護に資することを目的とした法律である。

- □ **高齢者虐待の定義**：本法において高齢者虐待とは、65歳以上の者に対する①**身体的虐待**、②**ネグレクト**（介護等放棄）、③**心理的虐待**、④**性的虐待**、⑤**経済的虐待**をいう。

- □ 虐待を受けたと思われる高齢者を発見した者は、すみやかに**市町村**に通報しなければならない。

- □ 養護・介護施設従事者等は、自施設の高齢者虐待について通報したことを理由に、**解雇**や**その他の不利益な取り扱い**を受けないことが本法で規定されている。

- □ 通報を受けた**市町村**は、老人介護支援センターや地域包括支援センターと連携協力し、**居室の確保**（一時的な保護や**老人短期入所施設**への入所など）など、適切な措置をとる。

- □ **立ち入り調査**：**市町村長**は、高齢者の生命または身体に重大な危険が生じているおそれがあると認めるときは、地域包括支援センターの職員等を介して、当該高齢者の住所または住居に**立ち入り調査**等を行うことができる。

- □ **援助要請**：**市町村長**は、被虐待高齢者の身体の安全の確保に万全を期するため、**警察署長**に対し援助を求めなければならない。

- □ **養護者の支援**：市町村は、養護者に対する相談、指導および助言等の措置を講じる。

高齢者虐待の状況

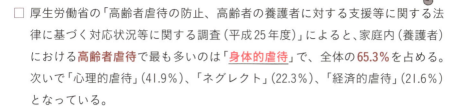

- 厚生労働省の「高齢者虐待の防止、高齢者の養護者に対する支援等に関する法律に基づく対応状況等に関する調査（平成25年度）」によると、家庭内（養護者）における**高齢者虐待**で最も多いのは「**身体的虐待**」で、全体の**65.3％**を占める。次いで「心理的虐待」(41.9％)、「ネグレクト」(22.3％)、「経済的虐待」(21.6％)となっている。
- 虐待の発生要因では、「**虐待者の介護疲れ・介護ストレス**」が**25.5％**で最も多く、次いで「虐待者の障害・疾病」(22.2％)、「経済的問題」(16.8％)となっている。
- 被虐待高齢者の77.7％は**女性**で、年齢では**80〜84歳**(24.2％)が最も多い。
- 要介護認定の状況では、**認定済み**が**68.0％**を占め、「身体的虐待」と「心理的虐待」では、要介護度が高い者の割合が低く、「ネグレクト」ではその逆（要介護度が高い者の割合が高い）になる傾向がみられている。

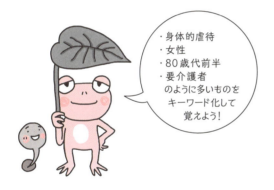

・身体的虐待
・女性
・80歳代前半
・要介護者
のように多いものをキーワード化して覚えよう！

 つかえる知識になったかな？

高齢者虐待の防止、高齢者の擁護者に対する支援等に関する法律で定められた、高齢者虐待が疑われる際の通報先で正しいのはどれか。

1．警察署
2．市町村
3．都道府県
4．老人福祉センター

こたえは**P.67**だよ

A P.63 のこたえ **1**

〇**1**：老人福祉法に規定された老人福祉施設の1つで、養護老人ホームが該当する。
✕**2＆3＆4**：いずれも老人福祉施設であるが、設問には該当しない。

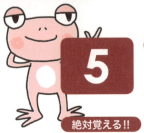

5 その他の施策① （配偶者暴力防止法）

社会福祉施策

出題基準との対応 II-6-F-a

絶対覚える!!

▶ 配偶者暴力相談支援センターの業務
▶ 配偶者暴力の通報先
▶ 配偶者暴力防止法の適用対象

配偶者暴力防止法の概要

- **配偶者暴力防止法**（配偶者からの暴力の防止及び被害者の保護等に関する法律、<u>DV防止法</u>）は、**配偶者からの暴力**に係る、**通報**、**相談**、**保護**、**自立支援**等の体制を整備し、配偶者からの暴力の防止および被害者の保護を図ることを目的とした法律である。

- 本法に規定された<u>配偶者暴力相談支援センター</u>は、<u>都道府県</u>が設置する施設で、被害者からの相談および相談機関の紹介、医学的・心理学的な指導、被害者および同伴家族の一時保護、被害者の緊急時の安全の確保などを行う。

- **配偶者暴力相談支援センター**は、都道府県に設置された<u>婦人相談所</u>にその機能が付与されることが多い（婦人相談所は、売春防止法に規定された、要保護女子の保護更生に関する業務を行う施設である）。

- 配偶者からの暴力を受けている者を発見した者は、<u>配偶者暴力相談支援センター</u>または<u>警察官</u>に**通報**するよう努めなければならない。

- **医師やその他の医療関係者**は、<u>業務上</u>、配偶者暴力の被害者を発見したときは、被害者の意思を尊重したうえで、配偶者暴力相談支援センターまたは警察官に通報することができる。

- 通報は、刑法上の<u>秘密漏示罪</u>や、その他の<u>守秘義務違反</u>には該当しない。

- **裁判所**は、被害者の申し立てにより、当該配偶者（加害者）に対して<u>保護命令</u>を発することができる。

- 2004（平成16）年の本法改正では、①配偶者からの**暴力の定義の拡大**（精神的暴力や性的暴力も含むことになった）、②**保護命令**の拡充、③国と地方自治体の責務の明確化、④<u>市町村</u>による配偶者暴力相談支援センターの業務の実施、⑤被害者の<u>自立支援</u>の明確化、⑥警察本部長等の援助、⑦苦情の適切かつ迅速な処理、⑧外国人、障害者などへの対応、などが追加された。

- □ 2007（平成19）年の本法改正では、①市町村の努力義務の明確化、②電話等を禁止する保護命令、③接近禁止命令の対象拡大（被害者＋同居する子どもに加え、被害者の親族等も対象に）などが追加された。
- □ 2013（平成25）年の本法改正では、従来対象とされていた「法律婚または事実婚の配偶者（婚姻関係を解消した場合の元配偶者も含む）からの暴力」に加えて、「生活の本拠を共にする交際相手（同居を解消した交際相手も含む）からの暴力」も法の適用対象となった。

（これに伴って法律名も「保護等」と改称された）。

配偶者暴力の状況

- □ 内閣府男女共同参画局による「男女間における暴力に関する調査（平成26年度）」によれば、女性の約4人に1人は配偶者から被害を受けたことがあり、約10人に1人は何度も受けていることが明らかになった。
- □ 被害の種類は、「身体的暴力」が最も多く、次いで「心理的攻撃」「経済的圧迫」「性的強要」となっている。

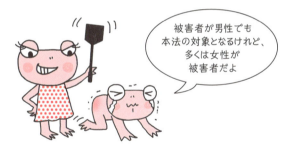

被害者が男性でも本法の対象となるけれど、多くは女性が被害者だよ

 つかえる知識になったかな？

婦人相談所の機能はどれか。

1. 乳がん検診
2. 母子健康手帳の交付
3. 暴力被害女性の保護
4. 不妊治療相談

こたえは P.69 だよ

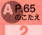 P.65 のこたえ **2**

✕1＆3＆4：これらは該当しない。
○2：高齢者虐待防止法において、高齢者虐待が疑われる際の通報先として定められているのは市町村である。

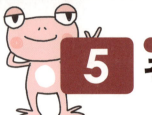

社会福祉施策

5 その他の施策②（少子化対策）

出題基準との対応 **II-6-F-b**

絶対覚える!!

▶ エンゼルプラン以降の少子化対策のおおまかな流れ
▶ 少子化対策に関連する2つの法律の概要
▶ 子ども・子育てビジョンの4つの柱

次世代育成支援対策推進法と少子化社会対策基本法の概要

☐ **次世代育成支援対策推進法**は、**急速な少子化**の進行や家庭・地域を取り巻く環境の変化を背景とした次世代育成支援対策に関して、基本理念を定め、国や地方公共団体、事業主について、その責務を明らかにし、行動計画策定指針を策定することを定めた法律である。

☐ **少子化社会対策基本法**は、少子化の進展が21世紀に深刻かつ多大な影響を及ぼすことに鑑み、長期的な視点で少子化に対処するために講じるべき施策の基本事項を定めた法律である。

☐ これらの法律は、1.57ショックを契機として、少子化や女性の社会進出などによる、子どもを取り巻く環境の変化に対応し、子育て支援施策の基本的方針を示すために策定された「エンゼルプラン」(1995〜1999［平成7〜11］年度)、さらにそれを引き継いで策定された「新エンゼルプラン」(2000〜2004［平成12〜16］年度)によっても、十分な少子化進行の抑止効果が得られなかったことなどを背景に、**社会全体で子育てを支えること**を目的に2003（平成15）年に制定された。

※1.57ショックとは、1989（平成元）年の合計特殊出生率が、過去最低だった1966（昭和41）年（ひのえうま）の1.58を下回り、1.57を示したことを指す。

☐ 少子化社会対策基本法に基づく**少子化社会対策大綱**をもとに、目指すべき社会の姿を示すことを目的とした「**子ども・子育て応援プラン（新新エンゼルプラン）**」(2005〜2009［平成17〜21］年度)が策定された。

☐ さらに2010（平成22）年には、今後の子育て支援の方向性を示し、当事者目線で教育や就労、生活環境を整えるための施策を示した「**子ども・子育てビジョン**」(2010〜2014［平成22〜26］年度)が策定された。

子ども・子育てビジョン

- **子ども・子育てビジョン**は、少子化社会対策基本法に基づく少子化社会対策大綱を5年ぶりに見直し閣議決定された、<u>子育て支援の方向性</u>を示す総合的なビジョンである。
- <u>社会全体</u>で子育てを支え、個々人の<u>希望</u>がかなう社会の実現を基本理念としている。
- 目指すべき社会への政策として、①子どもの育ちを支え、若者が安心して成長できる社会、②妊娠、出産、子育ての希望が実現できる社会、③多様なネットワークで子育て力のある地域社会、④男性も女性も仕事と生活が調和する社会（<u>ワーク・ライフ・バランス</u>の実現）の4つの柱のもとに、12の主要施策を定めている。

▶少子化対策の経緯

年月	施策
1990（平成2）年	〈1.57ショック〉
1994（平成6）年12月	エンゼルプラン ＋ 緊急保育対策等5か年事業（1995［平成7］年度〜1999［平成11］年度）
1999（平成11）年12月	少子化対策推進基本方針
1999（平成11）年12月	新エンゼルプラン（2000［平成12］年度〜04［平成16］年度）
2001（平成13）年7月	仕事と子育ての両立支援等の方針（待機児童ゼロ作戦等）
2002（平成14）年9月	厚生労働省まとめ　少子化対策プラスワン
2003（平成15）年7月	少子化社会対策基本法 → 次世代育成支援対策推進法
2004（平成16）年6月	少子化社会対策大綱
2004（平成16）年12月	子ども・子育て応援プラン（2005［平成17］年度〜09［平成21］年度）
2005（平成17）年4月	地方公共団体、企業等における行動計画の策定・実施
2006（平成18）年6月	新しい少子化対策について
2007（平成19）年12月	「子どもと家族を応援する日本」重点戦略／仕事と生活の調和（ワーク・ライフ・バランス）憲章　仕事と生活の調和推進のための行動指針
2008（平成20）年2月	「新待機児童ゼロ作戦」について
2010（平成22）年1月	子ども・子育てビジョン（2010［平成22］年度〜14［平成26］年度）

（資料：内閣府「少子化社会対策白書」）

問題 つかえる知識になったかな？

平成22年に策定された「子ども・子育てビジョン」の政策に該当<u>しない</u>のはどれか。

1. 若者が安心して成長できる社会
2. 妊娠、出産、子育ての希望が実現できる社会
3. 思春期の保健対策の強化
4. ワーク・ライフ・バランスの実現
5. 子育て力のある地域社会

こたえは **P.71**だよ

A P.67のこたえ **3**

✕1：乳がん検診は医療機関で行う。✕2：母子健康手帳の交付は市町村が行う。○3：婦人相談所は配偶者暴力相談支援センターの機能を果たす。✕4：不妊治療相談は、都道府県、指定都市、中核市に設置された不妊専門相談センターが行う。

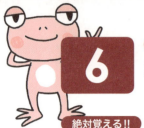

6 社会福祉施策 社会福祉の民間活動

出題基準との対応 Ⅱ-7-B

絶対覚える!!

▶ 民生委員と児童委員の法的根拠と職務
▶ 社会福祉協議会の主な業務と連携先
▶ NPO法における特定非営利活動の定義

民生委員・児童委員

☐ **民生委員**とは、<u>民生委員</u>法に基づき、**都道府県知事が推薦**し、**厚生労働大臣が委嘱**する民間奉仕者(ボランティア)のことをいう(任期は3年)。

☐ 従来は名誉職的な性格が強かったが、現在は福祉ニーズの発見や情報提供など、地域において援助を必要とする人の相談・支援を行うのに重要な存在となっている。主には<u>市町村</u>や<u>福祉事務所</u>などとの連携のもとに地域社会の福祉の増進を図る職務を担う。

☐ 民生委員は<u>児童委員</u>を兼務できる。

☐ <u>児童委員</u>は、<u>児童福祉</u>法に規定された民間奉仕者で、児童福祉主事や児童福祉司らと協力し、①要保護児童(被虐待児など)の発見・通告、通告の仲介、②調査の協力と家庭指導、③子どもの健全育成の促進などの職務を担う。

☐ 厚生労働大臣は、児童委員のうちから<u>主任児童委員</u>を指名する。主任児童委員は、区域を担当せず、児童福祉に関する事項を専門的に担当し、児童委員と協力して活動する。

社会福祉協議会

☐ **社会福祉協議会**は、<u>社会福祉</u>法に規定された、地域福祉の促進を図ることを目的とする民間団体である(実際には半官半民の色合いが強い)。

☐ **市区町村社会福祉協議会**は、地域の高齢者や障害者に向けた<u>ホームヘルプサービス</u>や<u>配食サービス</u>、地域のボランティアと協力し、高齢者や障害者、子育て中の親子等が利用できる<u>サロン</u>(いきいきサロン、ふれあいサロンなど)の運営、<u>ボランティア</u>活動に関する相談や活動先の紹介、また、小中高校における福祉教育の支援などを行っている。

☐ **都道府県社会福祉協議会**は、社会福祉事業従事者の育成・研修、福祉事業の

指導や助言、<u>日常生活自立支援事業</u>（判断力が十分でない人に対する金銭管理など）などを市区町村社会福祉協議会と連携して行っている。

ボランティア活動

- **ボランティア**とは、<u>自発的行為</u>をする人、自発的な意思に基づいて<u>社会活動</u>を行う者を指す。
- ボランティアの基本原則は、①<u>自発性・自主性</u>（自らの意思で行う）、②<u>社会性・連帯性</u>（他者と協力して行う）、③<u>無償性・無給性</u>（金銭目的でない）、④<u>継続性</u>（気まぐれでなく継続的に行う）である。

特定非営利活動促進法（NPO法）

- **特定非営利活動促進法**（NPO法）は、<u>特定非営利活動</u>を行う非営利団体に、特定非営利活動法人としての<u>法人格を付与</u>すること等により、ボランティア活動をはじめとする市民が行う<u>自由な社会貢献活動</u>としての特定非営利活動の健全な発展を促進し、公益の増進に寄与することを目的とした法律である。
- **特定非営利活動**とは、不特定かつ多数の者の利益に寄与することを目的とするもので、現在は保健、医療又は福祉の増進を図る活動、社会教育の推進を図る活動、災害救援活動など、20分野の活動がこれに定められている。

問題 つかえる知識になったかな？

NPO法における特定非営利活動に該当しないのはどれか。

1. 災害救援活動
2. 国際協力活動
3. 子どもの健全育成を図る活動
4. 宗教活動

こたえは **P.73** だよ

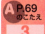

A P.69 のこたえ 3

- ○ 1＆2＆4＆5：いずれも「子ども・子育てビジョン」の政策4本柱の内容に該当する。
- × 3：健やか親子21で策定された課題の1つである。

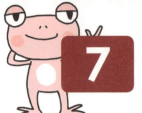

7 福祉の行政機関

社会福祉施策

出題基準との対応 II-7-C

絶対覚える!!

▶ 福祉事務所の根拠法と設置義務のある自治体
▶ 児童相談所の根拠法と設置義務のある自治体
▶ 福祉事務所・児童相談所の主な業務

福祉事務所

- □ <u>福祉事務所</u>は、<u>社会福祉法</u>に規定され、総合的に福祉行政を担う第一線機関である。
- □ <u>都道府県</u>、<u>市</u>（特別区を含む）に<u>設置義務</u>がある（<u>町村</u>は任意）。
- □ 福祉事務所の職員には、福祉事務所長、<u>社会福祉主事</u>、身体障害者福祉司、知的障害者福祉司、家庭児童福祉主事、各種相談員などが配置される。
- □ 主な業務は**表**の通りである。

児童相談所（P.58も参照）

- □ <u>児童相談所</u>は、<u>児童福祉法</u>に規定された、児童福祉の第一線機関である。
- □ <u>都道府県</u>等に<u>設置義務</u>がある。
- □ 児童相談所の職員には、児童相談所長、<u>児童福祉司</u>（必置）、相談員、児童心理司、医師（精神科医）などが配置される。
- □ 児童相談所は、①<u>養護相談</u>（虐待や育児困難など、家庭で子どもを育てることが難しい場合の相談）、②<u>保健相談</u>（未熟児や虚弱児、内部機能障害、小児喘息などを有する子どもに関する相談）、③<u>障害相談</u>（肢体不自由や、心身の発達が遅れていると思われる子どもに関する相談）、④<u>非行相談</u>（万引き、乱暴、夜遊びなど、非行傾向のある子どもの相談）、⑤<u>育成相談</u>（不登校や、他の子とうまく遊べないなどの心配のある子どもの相談）など児童や家庭に関する相談業務のほか、児童福祉施設の窓口業務、児童の<u>一時保護</u>、里親業務など行う。
- □ このほか、児童相談所の具体的業務を**表**に記す。

◉福祉事務所の主な業務

業務	主な内容
児童福祉	● 児童福祉に関する相談 ● 保育所、助産施設、母子生活支援施設への入所手続き ● 児童扶養手当の支給
障害者福祉	● 障害者福祉に関する相談 ● 身体障害児（者）の補装具の交付、修理の申請受理 ● 身体障害者手帳の申請・交付（交付決定は都道府県知事）
高齢者福祉	● 老人ホームへの入所など、高齢者福祉についての相談
母子福祉	● 母子・父子・寡婦福祉資金の貸付制度の申請受理
生活保護	● 生活保護に関する相談 ● 生活保護申請受付と判定、実施

◉児童相談所の具体的業務の例

- 緊急一時保護
- 養子縁組の斡旋
- 1歳6か月、3歳児精神発達精密検査および事後指導
- 特別児童扶養手当、（18歳未満の）療養手帳の交付判定
- 家庭支援体制緊急整備促進事業（引きこもり防止対策など）
- 里親や児童委員等に対する研究会の企画・実施　など

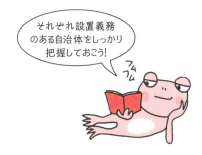

それぞれ設置義務のある自治体をしっかり把握しておこう！

 つかえる知識になったかな？

福祉事務所が行う児童福祉業務はどれか。

1. 助産施設への入所手続き
2. 養子縁組の斡旋
3. 児童の不登校の相談
4. 被虐待児の一時保護

こたえは P.74 だよ

 P.71のこたえ　4

○ 1 & 2 & 3 ：いずれも特定非営利活動に該当する。
✕ 4 ：特定非営利活動法人が行う活動は、宗教活動や政治活動を主たる目的とするものでないこと、と定められている。

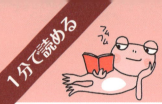

第3章 ミニマム・エッセンス 1問1答

 生活保護の8つの扶助の中で現物給付の対象となるのは？

 医療扶助と介護扶助！

 障害者総合支援法における自立支援医療に含まれるのは、更生医療、育成医療、もう1つは？

 精神通院医療！

 身体障害者福祉法において「身体障害者」に該当する年齢は？

 18歳以上！

 精神保健福祉法に基づく入院形態のうち、本人の同意に基づいた入院は？

 任意入院！

 障害者虐待防止法において、虐待を受けたと思われる障害者を発見した際の通報先は？

 市町村！

 児童福祉法における「児童」に該当する年齢は？

 18歳未満！

 高齢者虐待の種類で最も多いのは？

 身体的虐待！

 福祉事務所の設置義務がある自治体は？

 都道府県と市！（町村は任意）

 児童相談所に置かなければならないとされている任用資格は？

 児童福祉司！

 DV防止法改正で新たに法の対象となったのは？

 同居または元同居の交際相手からの暴力！

A P.73 のこたえ 1
○1：助産施設への入所手続きは福祉事務所の業務である。
✕2＆3＆4：いずれも児童相談所の業務である。

第 **4** 章

公衆衛生と衛生統計

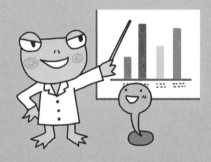

この章では、看護師国家試験出題基準の大項目「健康と公衆衛生」
「健康指標と予防」の一部の内容を凝縮して学びます。
特に人口静態・人口動態に関連する統計問題は必修問題を含め頻出！
細かい値まで正確に覚えるのではなく、およその数で覚えることが、
国試合格への近道。たとえば日本の人口なら「1億2,700万人」と覚えよう。

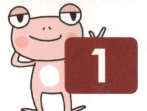

公衆衛生と衛生統計　出題基準との対応 Ⅲ-8-A

1 公衆衛生の概念①

絶対覚える!!

▶ 公衆衛生の概念
▶ 健康の概念
▶ 世界保健機関の役割

公衆衛生と健康の概念

☐ **公衆衛生**とは、地域社会の組織的な努力を通じて、疾病を**予防**し、生命を**延長**し、身体的・精神的機能の増進を図る科学であり技術である。

☐ 具体的には、**予防医学**、**環境**の改善、**生活水準**の保障、**健康教育**の推進などがこれに当たる。

☐ 臨床医学が個々の患者を対象とするのに対し、公衆衛生では健康な人を含めたすべての人（**集団**）が対象となり、**統計や調査**に基づいて健康障害を予防し、ひいてはQOLを向上させることを目的とする。

☐ **世界保健機関（WHO）**は、WHO憲章の前文で、「健康」を次の通り定義している。「健康とは、完全な**肉体的**、**精神的**及び**社会福祉**の状態であり、単に疾病または病弱の存在しないことではない。到達しうる最高水準の健康を享受することは、人種、宗教、政治的信条、経済的あるいは社会的条件にかかわりなく、万人が有する**基本的権利**の1つである」

☐ また、**一般的な健康の概念**として、次のようなことがあげられる（**図**）。
①**健康と疾病**は明確な対比概念ではなく、**流動的・連続的**なものである。
②主観のみ、客観のみでは決定できない。
③平均値で推し量ることはできない。障害がある＝不健康とはいえない。
④人生における目標達成のための**手段**である。
⑤**社会的役割**を果たせるかどうかも、健康の指標になる。
⑥**時代**とともに変化する。地域や社会、文化の影響を受ける。

世界保健機関の役割

☐ 世界保健機関（WHO）は、1946年に開催された国際保健会議で採択された**「世界保健機関憲章（WHO憲章）」**（1948年発効）に基づき、「すべての人々が可能

な最高の健康水準に到達すること」を目的として設立された国連の専門機関である。

☐ 日本は1951年5月に加盟が認められ、現在は193か国・地域がWHO加盟国となっている（2009年現在）。本部はスイス・ジュネーブに置かれている。

☐ WHOのこれまでの主な活動には、①**国際基準**の設定（国際疾病分類[ICD]の作成など）、②**感染症**対策（天然痘の根絶、感染症の拡大予防、新興・再興感染症対策、HIV対策など）、③**災害**時緊急対策、④重点的予防接種の推進、⑤安全な出産のための妊婦対策や家族計画などの**リプロダクティブ・ヘルス**対策、⑥結核に対する直接監視下療法等に基づく**DOTS**戦略、⑦「たばこ規制枠組条約」の策定、などがある。

●健康の概念

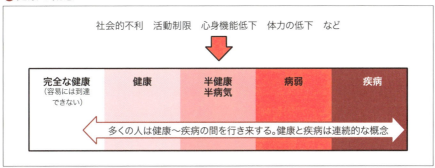

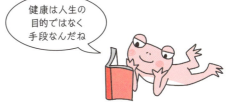

健康は人生の目的ではなく手段なんだね

問題 つかえる知識になったかな？

健康の説明で適切なのはどれか。

1. 健康と疾病の関係は連続的である。
2. 障害があれば健康とはいえない。
3. 時代に左右されない普遍的な概念である。
4. 地域や文化の影響を受けない。

こたえは**P.79**だよ

1 公衆衛生の概念②

公衆衛生と衛生統計　　　出題基準との対応 Ⅲ-8-A

絶対覚える!!

▶プライマリヘルスケアとアルマ・アタ宣言の組み合わせ
▶ヘルスプロモーションとオタワ憲章の組み合わせ
▶プライマリヘルスケア・ヘルスプロモーションのそれぞれの定義

プライマリヘルスケア

☐ **プライマリヘルスケア (PHC)** とは、1975年に**世界保健機関**（**WHO**）が提唱し、1978年、カザフスタンのアルマ・アタにおける国際会議で、国際連合児童基金（UNICEF[ユニセフ]）と共同で宣言（**アルマ・アタ宣言**）された、**総合的な保健医療活動**のことである。

☐ プライマリヘルスケアの基本理念は「**すべての人に健康を**」であり、専門家が一方的に保健医療を提供するのではなく、地域住民が主体となって自らのヘルスケアを自主的に行うことを目指す。

☐ プライマリヘルスケア活動の5原則は、①**住民のニーズに基づく方策**、②**地域資源**の有効活用、③**住民参加**、④関連領域（農業や教育、通信、建設など）との**協調・連携**、⑤**適正技術**（地域の実情に適した技術）の使用、とされている。

☐ プライマリヘルスケアの具体的な活動内容は**表**の通りである。

ヘルスプロモーション

☐ **ヘルスプロモーション**とは、WHOが1986年の「**オタワ憲章**」において提唱した、新しい健康観に基づく21世紀の健康戦略で、「**人々が自らの健康をコントロールし、改善できるようにするプロセス**」と定義される。

☐ **健康**は生きる目的ではなく**毎日の生活のための資源**であり、**単なる肉体的な能力以上の積極的な概念**であるとされた。

☐ オタワ憲章では、ヘルスプロモーション実現のための3つの**基本戦略**と5つの**優先的な活動分野**が確認された。

☐ 3つの基本戦略は次の通りで、これらを用いて**表**に示す5つの優先的な活動を推進することとされた。
　①**健康のための唱道**（advocacy for health）：政治や経済、文化、環境も含めた

健康づくりの必要性を提唱する。
② **能力の付与**(enabling)：人々が主体性を発揮できるよう個人の能力を高める。
③ **調停**(mediation)：保健医療分野のみでなく、他分野が協力し合えるよう、活動や関心、利害関係などを調整する。

□ **ヘルスプロモーション**の考え方は、**プライマリヘルスケア**に相反するものではなく、プライマリヘルスケアの概念とともに、個人や集団の**健康を支援する環境づくり**を目指すものである。

●プライマリヘルスケアの活動内容

①健康教育(ヘルスプロモーション)
②食料確保と適切な栄養
③安全な飲み水と基本的な環境衛生
④家族計画を含む母子保健
⑤主要な感染症への予防接種
⑥地方風土病への対策
⑦一般的な傷病の治療
⑧必須医薬品の供給

●ヘルスプロモーションにおける優先的活動分野

①健康的な公共政策づくり
②支援的な環境づくり
③地域活動の強化
④個人技術の開発
⑤ヘルスサービスの方向転換

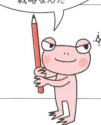

プライマリヘルスケアは主に途上国向け、ヘルスプロモーションは先進国も含めた戦略なんだ

 つかえる知識になったかな？

プライマリヘルスケアについて適切なのはどれか。

1. 総合的な保健福祉活動である。
2. 治療を第一義的に考慮する。
3. 住民参加が必要である。
4. オタワ憲章で提唱された概念である。

こたえは P.81 だよ

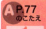 **P.77 のこたえ**
○1：健康と疾病は明確な対比概念ではなく、流動的・連続的な関係である。
×2：障害があってもその人なりの健康がある。
×3 & 4：時代や地域、文化などの影響を受ける。

2 健康と環境／疫学の概念

公衆衛生と衛生統計

出題基準との対応 Ⅲ-8-B,C

絶対覚える!!

▶ 健康に影響を及ぼす要因
▶ 生物学的・物理化学的・社会的環境に該当する主なもの
▶ 疫学の目的と公衆衛生との関係

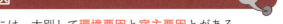

健康に影響を及ぼす要因

- □ 健康に影響を及ぼす要因には、大別して環境要因と宿主要因とがある。
- □ 環境要因とは、その人をとりまく環境から生じる要因のことである。
- □ 宿主要因とは、その人自身に属する要因のことである。

環境要因と宿主要因

- □ 環境要因には、生物学的環境、物理化学的環境、社会的環境のほか、ライフスタイルがある。
- □ 生物学的環境とは、細菌やウイルス、あらゆる動物・植物などを指す。
- □ 物理化学的環境とは、温度や湿度、気圧、有機溶剤などの化学物質、紫外線や放射線、金属などを指す。
- □ 社会的環境とは、生活水準、教育、職業、文化・宗教、保健・医療制度、災害、社会情勢などを指す。
- □ ライフスタイルとは、食事、飲酒、喫煙、睡眠、運動などの生活習慣を指す。環境要因ではあるが、より宿主要因に近い因子ともいえる。
- □ 宿主要因とは、その人本人の属性、すなわち、年齢、性別、人種、遺伝的素因、体質などを指す。
- □ 多くの場合、これらの要因は単独では健康に大きな影響を及ぼすものではなく、複数の要素が相互に作用し合うことで健康に大きな影響を及ぼすと考えられている（図）。

疫学の概念

- □ 疫学とは、特定の集団における疾病や死亡の頻度や分布状態を調査し、その原因を探ることで、疾病を予防したり、健康の増進を図ることを目的とした

学問である。

☐ 疫学においては、疾病の発生に関わる因子を主に①病因、②宿主要因、③環境要因の3つに分類する（疫学の3要因）。疫学研究を実施する際には、まずこれらに着目して研究が進められる。

☐ 疫学的な手法は、集団を対象とする公衆衛生に科学的根拠（エビデンス）をもたせるための基盤となる。

☐ 臨床の現場においても、疫学的な手法を用いてEBM（evidence-based medicine、根拠に基づいた医療）が進められている（臨床疫学）。

▶健康に影響を与える要因

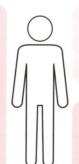

〈環境要因〉

生物学的環境
細菌、ウイルス、動植物など

物理化学的環境
温度や湿度、化学物質、紫外線や放射線、金属など

社会的環境
生活水準、職業、保健・医療制度、政策、社会情勢など

〈宿主要因〉

年齢、性別、人種、遺伝的素因、体質など

ライフスタイル
食事、飲酒、喫煙、睡眠、運動などの生活習慣

 つかえる知識になったかな？

疾病の発生要因と疫学要因の組合せで正しいのはどれか。

1．性別――――環境要因
2．媒介動物――環境要因
3．食事――――宿主要因
4．受動喫煙――宿主要因

こたえは
P.83だよ

A P.79
のこたえ
3

✗ 1 & 2：総合的な保健医療活動である。
○ 3：地域住民の主体的な参加が必要とされる。
✗ 4：1978年にアルマ・アタ宣言で提唱された概念である。

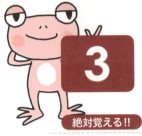

3 疫学的手法による健康の理解①

公衆衛生と衛生統計　出題基準との対応 Ⅲ-8-C

絶対覚える!!

▶ 予防医学（一次予防、二次予防、三次予防）の概要
▶ 疫学研究の主な手法
▶ 疫学的因果関係の妥当性を検討する5つの指標

予防医学（疫学の概念についてはP.80参照）

- □ **疫学**と関係の深い医学分野に**予防医学**がある。
- □ **予防医学**は、疾病の発生を未然に防ぐとともに、疾病の**早期発見**や**早期治療**、障害の**進展予防**、発症後の**リハビリテーション**など、広義の予防（ADLやQOLの低下を防ぐ）を範囲とする医学領域である。
- □ 予防医学には、疾病の進行段階に応じて次の3つの段階がある（**表**）。
  一次予防（疾病の発症前段階）：疾病の原因を除去し、**罹患率**を低下させることを目的とする。たとえば予防接種や禁煙（禁煙指導）は一次予防に当たる。
  二次予防（疾病段階前期）：すでに罹患している患者に対し、早期発見・早期治療によって**死亡率**を低下させることを目的とする。たとえば健康診断やがん検診は二次予防に当たる。
  三次予防（疾病段階後期）：発症後の重症化や機能低下を防止し、ADLやQOLの向上、**社会復帰**を目的とする。たとえばリハビリテーションや社会復帰支援は三次予防に当たる。

疫学的研究手法

- □ 疫学の研究手法は、大きく**観察型**研究と**介入**研究に分類される。
- □ **観察型研究**には、①**記述疫学**と②**分析疫学**がある。
- □ **記述疫学**とは、ある疾病を人・場所・時の視点で観察し、その分布や頻度、特性を記述・考察して**仮説**（因果関係の仮説）を立てることである。
- □ **分析疫学**とは、記述疫学に基づいて立てられた**仮説（要因と疾病の関連）を分析**することである。
- □ 記述疫学・分析疫学で推測された要因と疾病との関連性に**因果関係**があるか否かを、実験によって確かめ明らかにするのが**介入研究**である。

疫学的因果関係

- □ 2つの範疇に属する事象または特性があり、片方の頻度や性質の変化に続いて他方の頻度や性質が変化する関係を<u>因果関係</u>という。
- □ <u>因果関係</u>の<u>妥当性</u>を検討する指標として、しばしば次の5項目が検討される。記述疫学で立てた仮説がこれらを満たせば、分析疫学による仮説の検証に研究を進めるのが妥当であると判断される。

関連の一致性：要因と結果の関連が<u>反復</u>して観察されるか（人や場所、時間を変えても<u>同じ結果</u>が得られるか）。
関連の強固性：要因と結果が<u>定量的</u>かどうか（量-反応関係が成立するか）。
関連の特異性：要因のあるところに<u>結果</u>があり、結果のあるところに<u>要因</u>があるか。
関係の時間性：<u>要因</u>→<u>結果</u>の順に起こっているか。
関連の整合性：<u>既知</u>の知識体系と矛盾しないか。

▶予防医学の考え方

予防段階	目的	具体的な手段の例
一次予防	疾病や事故などによる<u>罹患率</u>の低下や健康増進を図る。	生活習慣の改善、生活環境の改善、健康教育・指導、予防接種、アレルゲン対策　など
二次予防	早期発見・早期治療などにより<u>死亡率</u>の低下を図る。	健康診断や特定健診、スクリーニング検査、人間ドック、がん検診　など
三次予防	機能障害や能力低下を防ぎ、QOLの向上や<u>社会復帰</u>を図る。	リハビリテーション、保健指導、職場復帰後の適正配置、社会復帰施設の利用　など

 つかえる知識になったかな？

三次予防はどれか。

1. 疾病の早期発見と治療
2. 予防接種
3. 生活習慣の改善
4. 低下した生活能力への援助

こたえは **P.85** だよ

 P.81 のこたえ 2　✕1：性別は宿主要因である。〇2：媒介動物は環境要因（生物学的環境）に当たる。✕3＆4：食事は環境要因（ライフスタイル）、受動喫煙は環境要因（物理化学的環境）に当たる。

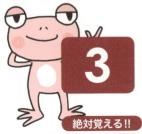

3 疫学的手法による健康の理解②

公衆衛生と衛生統計

出題基準との対応 **Ⅲ-8-C**

絶対覚える!!
▶ 記述疫学・分析疫学・介入研究の主な研究手法
▶ コホート研究の特徴
▶ 疫学的手法の信頼性

記述疫学の研究手法（疫学研究の概要についてはP.82参照）

- □ **記述疫学**の主な手法には、①**横断研究**と②**生態学的研究**がある（**図**）。
- □ **横断研究**とは、ある**一時点**における曝露と疾患の発生の関連を調べる手法である。要因と考えられる事柄への曝露と疾患発生の時間的関係を把握することを目的としており、**要因の推定**に用いられる。
- □ **生態学的研究**とは、**集団**単位のデータに基づいて曝露と疾病頻度を比較する手法である。**相関研究**とも呼ばれる。
- □ ただしこれらの手法のみでは、因果関係を証明することは困難である。

分析疫学の研究手法

- □ **分析疫学**の手法には、①**コホート研究**と②**症例対照研究**がある。
- □ **コホート研究**は、**前向き調査**、**要因対照研究**とも呼ばれ、ある疾患の要因と考えられる事柄に「現在曝露されている集団（**曝露群**）」と「曝露されていない集団（**非曝露群**）」を**追跡**し、疾病の発症率などを比較する手法である。
- □ **症例対照研究**は、**後ろ向き調査**、**患者対照研究**とも呼ばれ、ある疾患に「現在罹患している集団（**症例群**）」と、「罹患していない集団（**対照群**）」を設定し、資料などをもとに**過去にさかのぼって調査**し、目的とする要因に曝露されていたかどうかを比較する手法である。
- □ **コホート研究**は、観察にかかる期間が長く、多数の被験者を必要とすることから、費用がかかるが、確実な追跡が期待できるため、症例対照研究に比べて**信頼性が高い**。ただし、稀な疾患研究には適さない。
- □ **症例対照研究**は、過去の病歴や既往歴を調査するため、観察に期間を要さず、費用が安く済む。また、稀な疾患の研究にも適している。ただし過去の記録や記憶に頼ることから**バイアス**が生じやすく、コホート研究に比べて信頼性が**低い**。

介入研究の研究手法

- □ **介入研究**は、仮説を検証するために、要因の有無が疾病の発症と**因果関係**をもつかを、対象者に介入し実験することで検証する研究である（**臨床試験**）。
- □ 介入研究では、対照となる集団を、実験的な治療や介入を受ける群（**介入群**）と受けない群（**対照群**）に分けて、両群のアウトカムを評価する。
- □ 対象者を介入群と対照群に分別する際の方法として、無作為に割りつけを行う**ランダム化**（**無作為化**）があり、ランダム化を行った介入研究を**ランダム化比較試験**（randomized controlled trial；RCT）と呼ぶ。
- □ RCT は疫学研究のなかで**最も**信頼性が**高い**とされる手法である。

▶疫学研究の3段階と研究手法

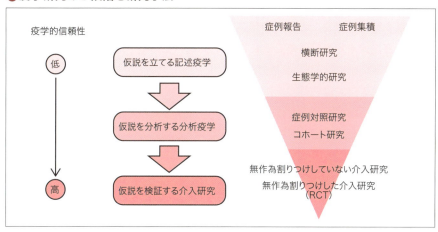

 つかえる知識になったかな？

「喫煙は肺癌の原因の1つである」という仮説検証のための調査に最も適しているのはどれか。

1. 肺癌患者100人と大腸癌患者100人の過去の喫煙状況の比較。
2. 肺癌患者100人と非罹患者100人の過去の喫煙状況の比較。
3. 喫煙者と非喫煙者各100,000人を10年間追跡調査し、肺癌罹患率を比較。
4. 喫煙者10,000人を喫煙本数で層別化し、各層の肺癌有病率を比較。

こたえは **P.87** だよ

P.83 のこたえ 4

- ✕1：二次予防に当たる。
- ✕2＆3：一次予防に当たる。
- ○4：三次予防に当たる。

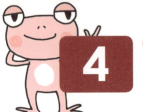

4 公衆衛生と衛生統計 人口静態統計

出題基準との対応 Ⅲ-9-A

絶対覚える!!

- ▶日本のおおよその総人口と人口ピラミッド型
- ▶年少・生産年齢・老年人口の年齢区分
- ▶総人口に対する老年人口の割合と将来推計

人口静態統計（2014［平成26］年）

- □ <u>人口静態</u>とは、絶えず変化していく人口の大きさや構成（人口動態）を、ある特定の瞬間で静態的にとらえた場合の人口現象を指す。
- □ <u>国勢調査</u>は、10月1日現在の日本の人口特性を、日本に居住するすべての人および世帯を対象に5年ごとに調査するもので、国が行う最も重要かつ基本的な統計調査（人口静態調査）である。
- □ 日本の総人口（2014［平成26］年）はおよそ<u>1億2,708万人</u>である。
- □ 日本の人口は2008（平成20）年をピークに<u>減少</u>傾向にある。
- □ 総人口の内訳は、男性が<u>6180万人</u>、女性が<u>6528万人</u>で、<u>女性</u>のほうが多い。
- □ <u>人口ピラミッド</u>とは、性別・年齢別人口構成を棒グラフにしたもので、社会情勢を反映した出生・死亡の特徴が反映される。
- □ 日本の人口ピラミッドは、第一次・第二次ベビーブームを反映した2つのふくらみをもった<u>つぼ型</u>（出生数低下、人口減少傾向）である（<u>図</u>）。

年齢別人口（2014［平成26］年）

- □ 0〜14歳を<u>年少人口</u>といい、1,623万人（全体の<u>12.8</u>％）で<u>減少</u>傾向である。
- □ 15〜64歳を<u>生産年齢人口</u>といい、7,785万人（全体の<u>61.3</u>％）で<u>減少</u>傾向である。
- □ 65歳以上を<u>老年人口</u>といい、3,300万人（全体の<u>26.0</u>％）で<u>増加</u>傾向である。なお、総人口に占める老年人口の割合のことを<u>高齢化率</u>という。
- □ 年齢別人口のうち急激な増加傾向にあるのは<u>老年人口</u>で、<u>2020年</u>には総人口の約<u>30</u>％、<u>2060年</u>には約<u>40</u>％に到達すると予測されている。

人口に関する指数（2014［平成26］年）

- □ <u>年少人口指数</u>＝年少人口÷生産年齢人口×100で表される。

- □ 老年人口指数＝老年人口÷生産年齢人口×100で表される。
- □ 従属人口指数＝従属人口（年少人口＋老年人口）÷生産年齢人口×100で表される。
- □ 老年化指数＝老年人口÷年少人口×100で表される。
- □ 2014（平成26）年の年少人口指数は20.9で横ばい、老年人口指数（42.4）、従属人口指数（63.2）、老年化指数（203.3）はいずれも高齢化の影響を受け上昇傾向となっている。
- □ 老年人口指数は生産年齢人口に対する老年人口の割合、老年化指数は年少人口に対する老年人口の割合で、少子高齢化の指標となる（混同注意）。

●日本の人口ピラミッド

（平成26年10月1日現在）

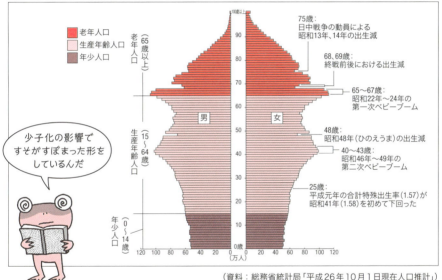

（資料：総務省統計局「平成26年10月1日現在人口推計」）

問題 つかえる知識になったかな？

人口統計の指標で正しいのはどれか。

1. 年少人口―――――0〜15歳
2. 生産年齢人口―――16〜69歳
3. 従属人口―――――年少人口＋生産年齢人口
4. 老年化指数―――――老年人口÷年少人口×100

こたえは P.89 だよ

A P.85 のこたえ 3

×1 ＆ 2 ＆ 4：適切でない。
○3：仮説の検証には喫煙者と非喫煙者の集団に対する追跡調査、すなわちコホート研究（前向き調査）を行い、肺癌の罹患率を比較する必要がある。

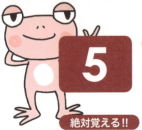

公衆衛生と衛生統計　出題基準との対応 Ⅲ-9-A

5 人口動態統計①（出生と死亡）

絶対覚える!!

- ▶ 出生率、粗死亡率の定義とその動向
- ▶ 2014（平成26）年の合計特殊出生率
- ▶ 出生の動向に関連する用語の意味

人口動態

- □ <u>人口動態</u>とは、ある<u>一定期間内の人口の変動</u>のことをいう。通常は1年間の出生、死亡、結婚・離婚、死産などの人口の自然的変動に関する統計を含めて<u>人口動態統計</u>と呼ぶ。

出生の動向（2014[平成26]年）

- □ 人口1,000人に対する出生数の割合を<u>出生率</u>という。
- □ 日本における2014（平成26）年の出生数は<u>100万3,539</u>人、出生率は<u>8.0</u>となっている（**図**）。
- □ 1人の女性（15〜49歳）が一生の間に産む平均的な子どもの数を表したものを<u>合計特殊出生率</u>といい、<u>2.1</u>を下回ると将来人口が減少する。
- □ 日本における2014（平成26）年の合計特殊出生率は<u>1.42</u>となっている。
- □ 1人の女性が一生の間に産む平均的な<u>女児</u>数のみを表したものを<u>総再生産率</u>といい、この値にさらに母親の世代の死亡率を考慮したものを、<u>純再生産率</u>という。純再生産率が<u>1.0</u>を下回ると将来人口が減少する。
- □ 日本における2013（平成25）年の総再生産率は<u>0.70</u>、純再生産率は<u>0.69</u>となっている。
- □ 近年の合計特殊出生率の低下傾向は、主に<u>20</u>歳代の出生率の低下によるもので、母親の年齢階級別にみた出生率が最も高いのは<u>30〜34</u>歳となっている。
- □ 結婚生活後、第1子出生までの平均期間は<u>2.37</u>年で<u>延長傾向</u>、第1子出産の際の母親の平均年齢は<u>30.4</u>歳で<u>高年齢化</u>傾向となっている（2013[平成25]年）。

死亡の動向（2014[平成26]年）

- □ 人口1,000人に対する死亡数の割合を<u>粗死亡率</u>（または死亡率）という。
- □ 日本における2014（平成26）年の死亡数は<u>127万3,004</u>人、粗死亡率は<u>10.1</u>となっ

- 粗死亡率は、人口の高齢化の影響を受け、1983（昭和58）年頃から**緩やかな上昇傾向**を示している。
- 年齢構成の異なる集団の死亡状況を、基準人口で調整したものを**年齢調整死亡率**という。
- 年齢調整死亡率の低下は**死亡状況の改善**を示し、日本における2014（平成26）年の年齢調整死亡率は男性5.0、女性2.6で、**年々低下**している。
- 年齢別にみると、**新生児・乳児**の死亡率が高く、幼児期、青少年期から壮年期にかけては低いが、**40歳**以降は年齢とともに高くなっている。

◯出生数と合計特殊出生率の推移

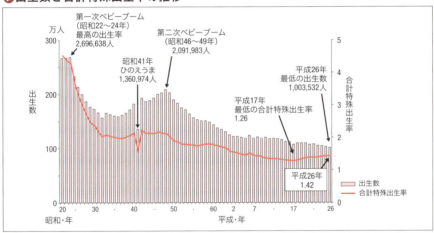

（資料：厚生労働省「人口動態統計」）

 つかえる知識になったかな？

日本において平成26年の母親の年齢階級別出生率が最も高いのはどれか。

1. 15〜19歳
2. 20〜24歳
3. 25〜29歳
4. 30〜34歳
5. 35〜39歳

こたえは**P.91**だよ

 P.87のこたえ 4

- ✕1：年少人口＝0〜14歳。✕2：生産年齢人口＝15〜64歳。
- ✕3：従属人口＝年少人口＋老年人口。
- ◯4：老年化指数＝老年人口÷年少人口×100。

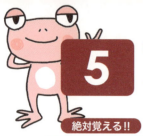

5 公衆衛生と衛生統計
人口動態統計②（死因）

出題基準との対応 Ⅲ-9-A

絶対覚える!!
- ▶ 日本における主要な死因と順位
- ▶ 各年齢階級別第1位の死因
- ▶ 男女別の悪性新生物部位別死因順位

死因の動向

- □ 日本における2014（平成26）年の**主要死因別順位**は**表**の通りである。
- □ 1981（昭和56）年以降、死因の第1位は**悪性新生物**であり、悪性新生物による死亡率は一貫して**増加傾向**にある（**図**）。
- □ 日本における**三大死因**は、戦後長らく①**悪性新生物**、②**心疾患**、③脳血管疾患であったが、2011（平成23）年に初めて**肺炎**が脳血管疾患を抜き、第3位を占めるようになった。
- □ 2013（平成25）年における年齢階級別死因の第1位は**表**の通りである。

悪性新生物による死亡（2014［平成26］年）

- □ **男性**の悪性新生物の部位別死亡数では、第1位が**肺**、第2位が**胃**、第3位が**大腸**となっている。
- □ **女性**の悪性新生物の部位別死亡数では、第1位が**大腸**、第2位が**肺**、第3位が**胃**となっている。
- □ 近年の悪性新生物による死亡のうち、**胃がん**は**減少傾向**（↓）、**大腸がん**はほぼ**横ばい**（→）、肺がんは**微減傾向**（↓）、乳がんは**増加傾向**（↑）、子宮がんはほぼ**横ばい**（→）となっている。

▶日本の主要死因別順位

(2014［平成26］年)

死因順位	死因	死亡数（死亡総数に対する割合）	死亡率（人口10万対）
1位	悪性新生物	36万8,103人（**28.9%**）	293.5
2位	心疾患	19万6,925人（**15.5%**）	157.0
3位	肺炎	11万9,650人（**9.4%**）	95.4
4位	脳血管疾患	11万4,207人（**9.0%**）	91.1
5位	老衰	7万5,389人（**5.9%**）	60.1

▶主要死因別にみた死亡率（人口10万対）の推移

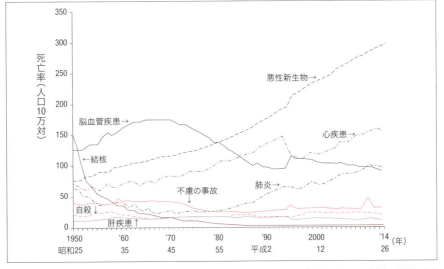

（資料：厚生労働省「人口動態統計」）

▶年齢階級別死因第1位　(2013 [平成25] 年)

年齢	第1位死因
0〜 4歳	先天奇形、変形および染色体異常
5〜 9歳	悪性新生物と不慮の事故
10〜14歳	悪性新生物
15〜39歳	自殺
40〜89歳	悪性新生物
90〜94歳	心疾患
95歳以上	老衰

 つかえる知識になったかな？

日本における平成25年（2013年）の20〜24歳の死因で最も多いのはどれか。

1. 不慮の事故
2. 心疾患
3. 自殺
4. 悪性新生物

こたえは
P.93だよ

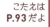

 P.89
のこたえ
4

✕ 1 & 2 & 3 & 5：当てはまらない。
〇 4：平成26年の日本において、母親の年齢階級別にみた出生率が最も高いのは30〜34歳となっている。

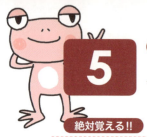

5 人口動態統計③（死因）

公衆衛生と衛生統計

出題基準との対応 Ⅲ-9-A

絶対覚える!!

- ▶ 第2位以下の主要死因のだいたいの動向
- ▶ 不慮の事故が多い年齢階級と事故の種類
- ▶ 自殺の年間死亡数と主な原因・動機

その他の主要死因による死亡（主要死因別順位についてはP.90参照）

- □ 主要死因別第2位である<u>心疾患</u>のうち最も多いのは<u>虚血性心疾患</u>、次いで<u>心不全</u>である。
- □ 1995（平成7）年以降、<u>虚血性心疾患</u>の死亡率はほぼ<u>横ばい</u>、<u>心不全</u>の死亡率は<u>増加</u>傾向となっている。
- □ 主要死因別第3位である<u>肺炎</u>は高齢者に多く、高齢化に伴って<u>増加</u>傾向にある。
- □ 主要死因別第4位である<u>脳血管疾患</u>のうち最も多いのは<u>脳梗塞</u>、次いで<u>脳内出血</u>、<u>くも膜下出血</u>の順である。脳血管疾患の死亡率は全般に<u>低下</u>傾向にある。

不慮の事故・自殺による死亡

- □ 2014（平成26）年における<u>不慮の事故</u>による死亡数は<u>3万9,011人</u>で、死亡総数の<u>3.1%</u>を占める。
- □ 不慮の事故の死亡率を年齢階級別にみると、<u>乳児期</u>に高く、学童期には低下し、青年期に<u>交通事故</u>による死亡の増加により高くなっている。その後30歳代後半から上昇傾向を示し、<u>75歳以上</u>では著しく高率となる。
- □ 不慮の事故の種類別の割合をみると、<u>窒息</u>が24.5%と最も多く、次いで<u>転倒・転落</u>（19.6%）、<u>溺死および溺水</u>（19.0%）、<u>交通事故</u>（15.3%）となっている（2013［平成25］年）。
- □ 2014（平成26）年における<u>自殺</u>による死亡数は<u>2万5,427人</u>、死亡率（人口10万対）は<u>19.5</u>となっている（警察庁「平成26年中における自殺の状況」による）。
- □ 自殺者は1998（平成10）年以来、14年連続で<u>3万人</u>を超える状況が続いていたが、2012（平成24）年から3年連続で3万人を下回っている（<u>図</u>）。
- □ <u>自殺者の性別</u>では、男性が1万7,386人（68.4%）、女性が8,041人（31.6%）と、

男性のほうが約2倍多く、**年齢**では**60歳代**が全体の17.0％を占め最も多い。
□ 自殺の原因・動機で最も多いのは**健康問題**（67.9％）で、次いで**経済・生活問題**（21.8％）、**家庭問題**（19.2％）となっている。

●自殺者数の年次推移

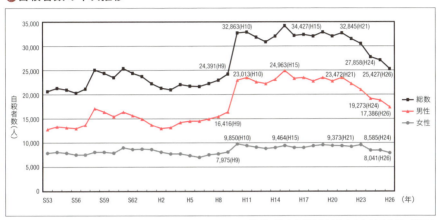

（資料：警察庁「平成26年中における自殺の状況」）

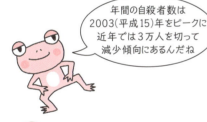

年間の自殺者数は2003（平成15）年をピークに近年では3万人を切って減少傾向にあるんだね

問題 つかえる知識になったかな？

日本における平成26年の自殺者の原因・動機（警察庁「平成26年中における自殺の状況」による）で最も多いのはどれか。

1. 健康問題
2. 男女問題
3. 家庭問題
4. 学校問題
5. 経済・生活問題

こたえはP.95だよ

A P.91 のこたえ 3

✕1：5〜9歳の第1位死因である。 ✕2：90〜94歳の第1位死因である。
○3：15〜39歳の第1位死因である。
✕4：5〜14歳および40〜89歳の第1位死因である。

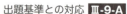
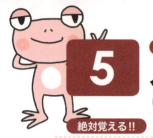

5 人口動態統計④（母子保健統計）

公衆衛生と衛生統計

絶対覚える!!

▶ 妊産婦死亡の定義
▶ 死産と周産期死亡の定義と違い
▶ 乳児死亡・新生児死亡の定義と統計の活用法

妊産婦死亡

- ☐ **妊産婦死亡**とは、妊娠中または妊娠終了後満42日未満の死亡を指す。
- ☐ 妊産婦死亡には**直接産科的死亡**（妊娠・出産時の産科的合併症による死亡）と**間接産科的死亡**（妊娠前からの基礎疾患増悪による死亡）がある。
- ☐ 日本における2013（平成25）年の**妊産婦死亡数**は**36人**、**妊産婦死亡率**は**3.4**（穏やかな低下傾向）である。
- ☐ **妊産婦死亡率**は「妊産婦死亡数÷出産（出生＋死産）数×100,000」で求められる値で、**出産10万当たり**の妊産婦死亡数を表す。

死産

- ☐ **死産**とは、妊娠満**12**週（第4月）以後の死児の出産を指す。
- ☐ 死産は**自然死産**と**人工死産**に分けられる。
- ☐ **人工死産**とは、胎児の母体内生存が確実なときに**人工的処置**を加えたことで死産に至った場合をいい、それ以外はすべて**自然死産**となる。
- ☐ 2013（平成25）年の自然死産数は1万938、人工死産数は1万3,164で、**人工死産**のほうが多い。
- ☐ 母の年齢別の自然死産率は**25～29歳**が8.1で最も低く、人工死産率は**30～34歳**が6.0で最も低い。
- ☐ **人工妊娠中絶**は母体保護法に規定があり、妊娠満22週未満に適用される（よって死産統計には妊娠満12～22週未満の人工妊娠中絶が含まれる）。
- ☐ 人工妊娠中絶件数は減少傾向が続いており、1955（昭和30）年には117万件を超えていたものが、2013（平成25）年では**18万6,253件**となっている。

周産期死亡

- 周産期死亡とは、妊娠満22週以後の死産と生後1週未満の早期新生児死亡を合わせたものを指す。
- 日本における2013（平成25）年の周産期死亡数は3,862（妊娠満22週以後の死産数3,110胎＋早期新生児死亡752人）、周産期死亡率は3.7である。
- 周産期死亡率は、「周産期死亡÷（出生数＋妊娠満22週以後の死産数）×1,000」で求められる値で、出産千当たりの周産期死亡数を表す。
- 周産期死亡の原因では、児側病態としては「周産期に発生した病態」が84.5％を占め、母側病態では「母体に原因なし」が39.1％で最も多い。

新生児・乳児死亡

- 生後1年未満の死亡を乳児死亡、乳児死亡のうち生後4週未満の死亡を新生児死亡という（表）。
- 2013（平成25）年の乳児死亡数は2,185、乳児死亡率は2.1、新生児死亡数は1,026、新生児死亡率は1.0で、世界的にも有数の低率国である。
- 乳児死亡率は「生後1年未満の死亡数÷出生数×1,000」、新生児死亡率は「生後4週未満の死亡数÷出生数×1,000」で求められる。
- 新生児死亡統計は、地域の衛生状態の比較などの指標として活用される。

●新生児死亡・乳児死亡の主な原因

新生児死亡の原因	乳児死亡の原因
①先天奇形、変形および染色体異常（42.9％）	①先天奇形、変形および染色体異常（37.1％）
②周産期に特異的な呼吸・心血管障害（25.9％）	②周産期に特異的な呼吸・心血管障害（14.1％）
③胎児および新生児の出血性障害・血液障害（6.3％）	③乳幼児突然死症候群（5.7％）

問題 つかえる知識になったかな？

日本の母子保健統計の特徴で正しいのはどれか。

1. 妊産婦死亡率は緩やかな上昇傾向である。
2. 周産期死亡の原因の第1位は先天奇形である。
3. 乳児死亡率は欧米諸国と比較しても低率である。
4. 死産とは自然死産のことを指す。

こたえはP.97だよ

A P.93 のこたえ 1

○1：最も多いのは健康問題（67.9％）。
×2＆3＆4＆5：健康問題に次いで多いのは経済・生活問題（21.8％）、家庭問題（19.2％）である。

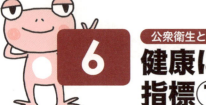

6 公衆衛生と衛生統計 健康に関するその他の指標①

出題基準との対応 Ⅲ-9-A

絶対覚える!!

▶ 平均余命と平均寿命の違い
▶ 健康寿命の定義
▶ 有病率と罹患率の違い

平均余命・平均寿命と健康寿命

- □ <u>平均余命</u>とは、現在の死亡の状況が将来にわたって続くと仮定した場合に、ある年齢の人がその後何年生きられるかを表した**期待値**のことをいう(**図**)。
- □ <u>平均寿命</u>とは、<u>0 歳</u>(出生時)における平均余命のことである。
- □ 日本における 2014(平成 26)年の平均寿命は、**男性で** <u>80.50 年</u>、**女性で** <u>86.83 年</u>となっており、**延伸傾向**が続いている。
- □ 平均寿命の諸外国との比較によれば、日本はアイスランドやスウェーデンと並び、男女とも世界トップクラスの**長寿国**となっている。
- □ <u>健康寿命</u>とは、世界保健機関(WHO)が 2000 年に提唱した概念で、**「健康上の問題で日常生活が制限されることなく生活できる期間」**とされる。
- □ 2010(平成 22)年における日本人の健康寿命は**男性** <u>70.42 年</u>、**女性** <u>73.62 年</u>であり、平均寿命との差は男性 9.13 年、女性 12.68 年となっている(**図**)。
- □ <u>平均寿命</u>と<u>健康寿命</u>との差は、日常生活に介護などが必要となり、<u>自立した生活</u>が送れない期間を意味することから、長寿社会においては健康寿命の延伸が重要な課題といえる。これを推進する運動として「**健康日本 21**」がある(P.132 参照)。

疾病統計——有病率・罹患率

- □ 疾病の発生を示す指標に、**有病率**と**罹患率**がある。
- □ <u>有病率</u>とは、**ある一時点において疾病を有している者の割合**のことを指し、パーセンテージ(%)で表される。
- □ 有病率は**静態**的な概念であり、ある一時点の調査のみで算出できるため、罹患率と比べて簡便な指標となる。慢性疾患では有病率は高くなる。
- □ <u>罹患率</u>は、**ある特定の期間内に新たに生じた疾病の発生割合**のことを指し、

人口千対あるいは人口10万対などで表される。

□ 罹患率は**動態**的な概念であり、疾病の発生状況を直接示すことから**因果関係**の調査にも利用される。また、経時変化のモニタリングにも役立つ。

● 平均余命の推移

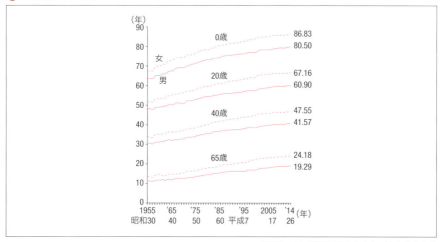

（資料：厚生労働省「簡易生命表」「完全生命表」）

● 平均寿命と健康寿命との関係

（2010［平成22］年時の比較）

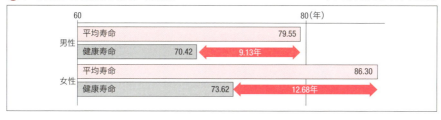

問題 つかえる知識になったかな？

平成26年（2014年）の日本人男性の平均寿命に最も近いのはどれか。

1. 60年
2. 70年
3. 75年
4. 80年

こたえは **P.99** だよ

P.95 のこたえ **3**

×1：緩やかな低下傾向。 ×2：原因の第1位は「周産期に発生した病態」（児側病態における原因）。 ○3：世界的にも有数の低率国である。
×4：死産＝自然死産＋人工死産。

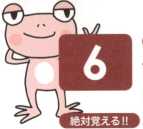

6 健康に関するその他の指標②

公衆衛生と衛生統計

出題基準との対応 Ⅲ-9-A

絶対覚える!!

▶ 有訴者率の最も高い症状
▶ 通院者率の最も高い傷病
▶ 受療率の最も高い傷病（入院・外来）

疾病統計——有訴者率・通院者率

- □ 病気やけがなどで**自覚症状**のある者のことを**有訴者**という。
- □ 2013（平成25）年の**有訴者率**（人口千対の有訴者数）は**312.4**で、**10〜19歳**が最も低く、年齢階級が高くなるにしたがって上昇し、**80歳以上**では**537.5**となっている。また、有訴者率は**女性**のほうが高い（平成25年「国民生活基礎調査」による）。
- □ **有訴者率**が最も高い自覚症状は**腰痛**で、次いで**肩こり**、**手足の関節が痛む**、となっている。
- □ **男女別の有訴者率**では、男性で①**腰痛**、②肩こり、③鼻がつまる・鼻汁が出る、女性で①**肩こり**、②腰痛、③手足の関節が痛む、の順である。
- □ 傷病で通院している者のことを**通院者**といい、**通院者率**（人口千対の通院者数）は**378.3**となっている。
- □ 通院者率は**10〜19歳**が最も低く、年齢階級が高くなるにしたがって上昇し、**80歳以上**では**734.1**となっている。また**女性**のほうが高い。
- □ **通院者率**が最も高い傷病は**高血圧症**で、次いで**腰痛症**、**歯の病気**、**眼の病気**と続く。
- □ **男女別の通院者率**では、男性で①**高血圧症**、②糖尿病、③歯の病気、女性で①**高血圧症**、②腰痛症、②眼の病気となっている。

疾病統計——受療率

- □ 2011（平成23）年の日本におけるある1日（調査日）の**推計患者数**は、入院患者が**134万人**、外来患者が**726万人**となっている（平成23年「患者調査」による）。
- □ 人口10万人に対する推計患者数のことを**受療率**といい、全国の入院受療率は**1,068**（調査日に**総人口の約1.1％**が入院していることを示す）、外来受療率は

5,784（調査日に総人口の5.8%が外来を受診していることを示す）となっている。

- □ 受療率を年齢別でみると、入院では10〜14歳(98)が最も低く、90歳以上(9,733)が最も高い。外来では15〜19歳(2,017)が最も低く、80〜84歳(13,457)が最も高い。
- □ 受療率を傷病別にみると、入院では「精神および行動の障害」が最も多く、次いで「循環器系の疾患」が多い。外来では「消化器系の疾患」が最も多く、次いで「筋骨格系および結合組織の疾患」が多い。

● 性別・年齢階級別の有訴者率と通院者率　　　　　　　　　　　　　　　（2013［平成25］年）

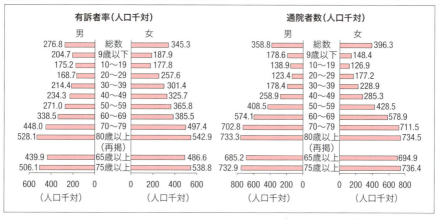

（資料：厚生労働省「国民生活基礎調査」）

つかえる知識になったかな？

日本において平成25年の有訴者率が最も高いのはどれか。

1. 高血圧症
2. 腰痛
3. 歯の病気
4. 眼の病気

こたえは P.100 だよ

A P.97 のこたえ 4　✕1 & 2 & 3：適切でない。
○4：日本における2014（平成26）年の平均寿命は、男性で80.50年、女性で86.83年となっている。

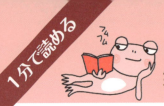

第4章　ミニマム・エッセンス　1問1答

- プライマリヘルスケアが提唱されたのは？ → アルマ・アタ宣言！
- 予防接種は何次予防に該当する？ → 一次予防！
- 2014(平成26)年における日本の総人口は？ → 約1億2,700万人！
- 日本の現在の人口ピラミッドの形は？ → つぼ型！
- 年少人口とは何歳から何歳までを指す？ → 0〜14歳！
- 2014(平成26)年における日本の合計特殊出生率は？ → 1.42！
- 2014(平成26)年における日本の死亡者数は？ → 約127万人！
- 2014(平成26)年における死因順位第1〜3位の疾患は？ → 悪性新生物・心疾患・肺炎！
- 2014(平成26)年における日本人女性の平均寿命は？ → 約87歳(86.83歳)！
- 2013(平成25)年において最も通院者率が高い傷病は？ → 高血圧症！

A P.99 のこたえ 2

×1＆3＆4：「高血圧症」は通院者率が最も高い傷病である。通院者率の高い傷病は次いで「腰痛症」「歯の病気」「眼の病気」と続く。
○2：有訴者率は「腰痛」で最も高い。

第 **5** 章

感染症と予防

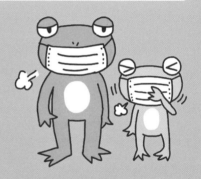

この章では、看護師国家試験出題基準の大項目
「健康指標と予防」の内容を凝縮して学びます。
特に感染症法と予防接種法に関連する問題がよく出題されます。
日々のニュースにも注目して、国内で新規に確認された感染症や
予防接種の動向など、常に新しい情報にも気を配りましょう。

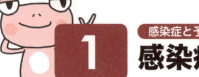

1 感染症の成立と流行

感染症と予防

出題基準との対応 Ⅲ-9-B

絶対覚える!!

▶ 感染症の3つの成立要因
▶ 感染症の流行に関する用語
▶ 院内感染防止の2つの基本

感染症の成立要因

- □ <u>感染</u>とは、病原性をもつ微生物（ウイルス、細菌、真菌など）が人体（宿主）に侵入・定着し、体内で増殖することを指し、感染のために引き起こされる疾患のことを<u>感染症</u>という。
- □ 感染が成立するためには、①<u>病原体</u>、②<u>感染経路</u>（表）、③<u>宿主</u>の<u>感受性</u>、の3つの因子が必要となる（<u>感染成立の3要素</u>）。
- □ これら3つの因子がそろわなければ感染が成立しないため、感染症予防の基本は、これらの因子へのアプローチである。

感染症の流行現象

- □ 感染症はしばしば<u>流行現象</u>をもたらす。
- □ ある集団において、ある特定の感染症が通常と比較して高い頻度で発生することを<u>流行</u>（<u>エピデミック</u>、epidemic）という。
- □ ある感染症が流行する地域や集団が、国境を超えて世界的広範囲に広がった状況を<u>汎世界的流行</u>（<u>パンデミック</u>、pandemic）という。
- □ ある感染症が一定の地域に一定の罹患率で発生したり、一定の季節に繰り返し発生することを<u>エンデミック</u>（endemic）という。エピデミックより狭い範囲で比較的穏やかに広がり、予想範囲を超えないものを指す。
- □ ある感染症の流行範囲が特定の地域に限定される場合は<u>風土病</u>という。
- □ ある感染症が一定期間内に、限られた範囲内あるいは集団の中で、予想よりも多く発生することを<u>集団発生</u>（<u>アウトブレイク</u>、outbreak）という。特にその集団内でこれまでにみられなかったような感染症が急激に広まることを指し、<u>集団食中毒</u>などがこれに当たる。
- □ 集団発生（アウトブレイク）は医療施設内でも起こりうる。近年では特に、

MRSAなどの多剤耐性菌によるアウトブレイクが問題視されている。

院内感染とその予防

- ☐ 医療施設や高齢者施設などにおいて、患者（利用者）や職員が新たに感染症に罹患することを**院内感染**（**施設内感染**）という。
- ☐ 院内感染予防の基本となるのは、**スタンダードプリコーション**（**標準予防策**）と**感染経路別予防策**の順守である。
- ☐ **感染経路別予防策**は、病原体の感染経路（**接触感染・飛沫感染・空気感染**）に応じた予防策を講じることである（**表**）。

▶主な感染経路

名称			経路	感染症の例
水平感染	直接感染	接触感染	感染者に直接触れることで感染する。	性感染症、破傷風
		飛沫感染	病原体を含む飛沫（咳など）を吸い込んで感染する。	**インフルエンザ**、風疹、百日咳
		空気感染	空気中に漂う病原体によって感染する。	**結核、麻疹**、水痘
	媒介感染		媒介物（病原体のついた物品への接触、汚染水の飲用、病原体を含む血液などへの接触、病原体をもつ動物との接触など）を介して感染する。	（血液）B・C型肝炎、**HIV感染症** （水）コレラ、赤痢 （食品）食中毒 （動物）マラリア
垂直感染（母子感染）	経胎盤感染		妊娠中、胎盤を通過した病原体に胎児が感染する。	**先天性風疹症候群**、トキソプラズマ症、サイトメガロウイルス感染症
	経産道感染		分娩時、産道や母体血中の病原体にさらされて胎児が感染する。	クラミジア感染症、B型肝炎、HIV感染症
	母乳感染		母乳中に含まれる病原体によって乳児が感染する。	成人T細胞白血病、HIV感染症

 問題 つかえる知識になったかな？

ある感染症が流行する地域が世界的規模に広まった状態はどれか。

1. エピデミック
2. パンデミック
3. エンデミック
4. アウトブレイク

こたえは**P.105**だよ

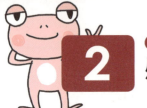

2 感染症法

感染症と予防

出題基準との対応 Ⅲ-9-B-d,i

絶対覚える!!
- ▶ 感染症法に基づく感染症の分類
- ▶ 近年の法改正で類型に変更があった主な感染症
- ▶ 感染症法における届出基準

感染症法の概要と感染症の種類

- □ **感染症法**（感染症の予防及び感染症の患者に対する医療に関する法律）は、感染症の<u>予防</u>および感染症の患者に対する<u>医療</u>に関して必要な措置を定めることにより、感染症の発生を予防し、蔓延の防止を図り、**公衆衛生の向上および増進**を図ることを目的とした法律である（1999〔平成11〕年施行）。
- □ 本法では、感染力や罹患した場合の重篤性等に基づいて、本法の対象となる感染症を<u>1</u>～<u>5</u>類に類型化し、**表**の通り定めている。

法改正と感染症

- □ **1類感染症**：2006（平成18）年の法改正により、<u>南米出血熱</u>が追加され、重症急性呼吸器症候群（SARS）が2類に変更された。
- □ **2類感染症**：2006（平成18）年の法改正により、新たに<u>重症急性呼吸器症候群</u>（SARS）と<u>結核</u>が追加された。2008（平成20）年の改正において<u>鳥インフルエンザ（H5N1）</u>が、2014（平成26）年の改正において<u>鳥インフルエンザ（H7N9）</u>と<u>中東呼吸器症候群</u>（MERS）が追加された。
- □ **3類感染症**：2006（平成18）年の法改正により、コレラ、細菌性赤痢などが2類から3類に変更された。
- □ **4類感染症**：2011（平成23）年にチクングニア熱、2013（平成25）年に<u>重症熱性血小板減少症候群</u>が追加された。
- □ **5類感染症**：診断から<u>7日以内</u>に<u>届出義務</u>のある疾患（全数把握対象）、定点施設からの報告に基づく定点把握疾患（原則次の月曜までに届出）がある。
- □ 本法の制定に伴い、<u>伝染病予防法</u>、<u>性病予防法</u>、<u>後天性免疫不全症候群の予防に関する法律</u>は廃止となった。また2006（平成18）年には<u>結核予防法</u>が本法に吸収統合された（2007〔平成19〕年4月より順次施行）。

▶感染症の種類（感染症法に基づく分類）

(2015[平成27]年1月現在)

感染症類型／感染症名	性格	届出基準等
[1類感染症]（7疾患） ・エボラ出血熱 ・クリミア・コンゴ出血熱 ・痘そう ・南米出血熱 ・ペスト ・マールブルグ病 ・ラッサ熱	感染力・罹患した際の重篤性等からみて、**極めて危険性が高い**感染症	診断後、保健所経由で**直ちに**都道府県への届出が必要（全数把握）
[2類感染症]（7疾患） ・急性灰白髄炎 ・**結核** ・ジフテリア ・重症急性呼吸器症候群（SARS） ・鳥インフルエンザ（H5N1） ・**鳥インフルエンザ（H7N9）** ・**中東呼吸器症候群（MERS）**	感染力・罹患した際の重篤性等からみて、**危険性が高い**感染症	
[3類感染症]（5疾患） ・コレラ ・細菌性赤痢 ・腸管出血性大腸菌感染症 ・腸チフス ・パラチフス	危険性は高くないが、**集団発生を起こしうる**感染症	
[4類感染症]（43疾患） ・E型肝炎 ・A型肝炎 ・黄熱 ・狂犬病 ・鳥インフルエンザ（2類感染症の鳥インフルエンザを除く）　など	**動物や飲食物等を介して人に感染**し、国民の健康に影響を与えるおそれのある感染症（人から人へは伝染しない）	
[5類感染症]（49疾患） ・インフルエンザ（鳥、新型を除く） ・**後天性免疫不全症候群（AIDS）** ・メチシリン耐性黄色ブドウ球菌（MRSA）感染症　など	国が**感染症発生動向調査**を行い、必要な情報を一般国民や医療関係者に提供・公開することで**発生・拡大を防止すべき**感染症	5類感染症のうち全数把握対象は、診断後、原則**7日以内**に都道府県へ届出
[新型インフルエンザ等感染症] ・**新型インフルエンザ**（人から人への感染が認められる新たなインフルエンザ） ・再興型インフルエンザ（かつて世界的規模で流行し、再興したインフルエンザ）		診断後、保健所経由で**直ちに**都道府県への届出が必要
[指定感染症] 法令で1年間に限定して指定される感染症		
[新感染症] 新たに人から人への伝染性が認められた、危険性の高い新しい感染症		

つかえる知識になったかな？

問題　感染症の予防及び感染症の患者に対する医療に関する法律で、平成26年（2014年）の改正で感染症として追加されたのはどれか。

1. 結核
2. 中東呼吸器症候群
3. 鳥インフルエンザ（H5N1）
4. 後天性免疫不全症候群

こたえは**P.107**だよ

A P.103のこたえ **2**　✕1＆3＆4：エピデミックは流行、エンデミックは予測範囲の流行、アウトブレイクは集団発生。
〇2：世界的規模の流行をパンデミックという。

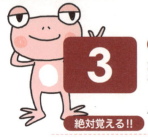

感染症と予防

3 結核／HIV感染症・AIDS対策

出題基準との対応 **Ⅲ-9-B-g,h**

絶対覚える!!

▶結核／HIV感染症のおおよその年間新規患者数
▶結核に対する医療費助成制度の根拠
▶結核／HIV感染症・AIDS対策の根拠法

結核対策

□ <u>結核</u>は、1950（昭和25）年まで日本における死因第1位だった感染症で、患者数は減少傾向にあるものの、現在も<u>年間約2万人</u>の新規患者が発生するなど、依然として日本における主要な感染症となっている。

□ 2013（平成25）年中に新たに結核患者として登録されたのは<u>20,495人</u>、罹患率（人口10万対）は<u>16.1</u>で、先進諸国中ではまだ高い状況にある。

□ 2013（平成25）年末現在の結核登録者数は<u>49,814人</u>、有病率は<u>11.0</u>となっている。

□ 日本の結核対策は、2007（平成19）年4月から<u>感染症法</u>に基づいて行われている（それまでは<u>結核予防法</u>で規定されていたが法律が統合された）。

□ 感染症法において、結核（空気感染）は<u>2類感染症</u>に定義された。

□ 従来の結核予防法で施行されていた乳児への<u>BCG接種</u>は、<u>予防接種法</u>に統合された。

□ 結核医療には<u>公費負担医療制度</u>が適用される（感染症法第37条、第37条の2）。

□ 公費負担医療制度は、肺結核または肺外結核の者、あるいは結核を蔓延させるおそれがあることから入院勧告を受けた者に対して、原則として<u>指定医療機関</u>での<u>医療費の助成</u>を行うものである。

HIV感染症・AIDS対策

□ <u>後天性免疫不全症候群（AIDS）</u>は、ヒト免疫不全ウイルス（HIV）の感染によって引き起こされる感染症で、1981（昭和56）年に<u>米国</u>で初めて報告され、日本においては昭和60年代の<u>薬害AIDS</u>問題から対策が進められてきた。

□ 1989（平成元）年には後天性免疫不全症候群の予防に関する法律（AIDS予防法）が成立したが、その後は<u>感染症法</u>の対象疾患となり、現在は同法の<u>5類感染症</u>に規定されている（AIDS予防法は廃止された）。

- □ 2014(平成26)年末における日本のHIV感染者数は **16,903人**、AIDS患者は **7,658人**、新規HIV感染者は **1,091人**、新規AIDS患者は **455人**で、**増加傾向**が続いている。
- □ 主な感染経路は①HIV感染者との**性行為**、②**血液**、③**母子感染**だが、新規HIV感染者の大部分(88.7%)は**性的接触**による(うち、**同性間性的接触**が72.3%を占め、特に**男性**同士での感染が多い)。
- □ 対策として、①保健所等における**無料・匿名検査**や**相談体制**の充実、②**エイズ治療拠点病院**における医療提供体制の構築、③青少年に対する**学校教育**、④同性間性的接触感染に対する普及啓発(コミュニティセンターの設置)、⑤**世界エイズデー**による啓発、⑥研究開発の推進などが行われている。
- □ 世界で最もHIV感染者数が多い地域は**サハラ以南アフリカ**(2,470万人／2013年末)で、次いで**アジア太平洋**、**ラテンアメリカ**となっている。

●HIV感染者・AIDS患者報告数の推移

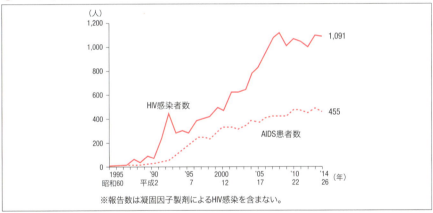

※報告数は凝固因子製剤によるHIV感染を含まない。

(資料:厚生労働省エイズ動向委員会)

問題 つかえる知識になったかな?

ヒト免疫不全ウイルス(HIV)の感染経路でないのはどれか。

1. 血液感染
2. 性感染
3. 母子感染
4. 空気感染

こたえは P.109 だよ

A P.105 のこたえ 2

✗1&3&4:当てはまらない。
○2:平成26年の改正で鳥インフルエンザ(H7N9)と中東呼吸器症候群(MERS)が2類感染症に追加された。

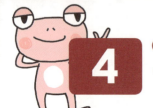

4 感染症と予防 予防接種法①

出題基準との対応 Ⅲ-9-B-f

絶対覚える!!

- ▶ 予防接種の種類（勧奨接種と任意接種の違い）
- ▶ 定期接種の対象疾病
- ▶ 定期接種の対象疾病に対して使われるワクチンの種類

予防接種法の概要

- □ **予防接種法**は、伝染のおそれがある疾病の発生や蔓延を予防するために、<u>予防接種</u>の実施その他必要な措置を講じ、健康の保持に寄与するとともに、<u>予防接種</u>による<u>健康被害</u>の迅速な救済を図ることを目的とした法律である。
- □ 予防接種には、本法が規定する<u>勧奨接種</u>（定期接種、臨時接種、新たな臨時接種）と、法律によらない<u>任意接種</u>とがある（**表**）。

▶勧奨接種と任意接種

予防接種の種類		根拠法	実施主体	費用
勧奨接種	定期接種	予防接種法	市町村	公費または一部自己負担
	臨時接種	予防接種法	都道府県	
	新たな臨時接種	予防接種法	市町村(都道府県の協力)	
任意接種		なし	被接種者の自己判断	自己負担

勧奨接種——定期接種

- □ 定期接種の対象疾病は、**A類疾病**（主に<u>集団予防</u>を目的とする）と**B類疾病**（主に<u>個人予防</u>を目的とする）に分類される。
- □ 定期接種のうち**A類疾病**については、被接種者が「接種を受けるよう努めねばならない」（<u>努力義務</u>）とされている。
- □ 予防接種法に基づく定期接種の概要は**表**の通りである。
- □ 予防接種はその種類ごとに、効果的な<u>接種回数</u>や<u>接種時期</u>が異なる。また、別の種類の予防接種を行うまでには、生ワクチンで<u>27日間以上</u>、不活化ワクチンで<u>6日間以上</u>の間隔をおくこととされている。

● 定期接種の概要

(2015［平成27］年5月現在)

分類	対象疾病	ワクチンの種類	ワクチン（投与経路）	接種対象年齢と回数（原則）
定期接種	ジフテリア	トキソイド	DPT-IPV[*1]ワクチンなど 皮下	1期初回：生後3〜90か月未満（3回） 1期追加：1期初回後6か月以上間隔をおく（1回） **合計4回接種**（＋2期はDTのみ1回）
A類疾病	百日咳	不活化ワクチン		
	破傷風	トキソイド		
	急性灰白髄炎（ポリオ）	不活化ワクチン		
	麻疹	生ワクチン	MR混合ワクチン 皮下	1期：生後12〜24か月（1回） 2期：就学前1年以内（1回） **合計2回接種**
	風疹	生ワクチン		
	日本脳炎	不活化ワクチン	日本脳炎ワクチン 皮下	1期初回：生後6〜90か月未満（2回） 1期追加：1期初回後おおむね1年間隔をおく（1回） 2期：9〜13歳未満（1回） **合計4回接種**
	結核	生ワクチン	BCG 経皮	1歳未満 **1回接種**
	ヒブ	不活化ワクチン	Hibワクチン 皮下	生後2か月以上60か月に至るまでに初回3回、追加1回 **合計4回接種**
	肺炎球菌感染症（小児）	不活化ワクチン	13価肺炎球菌ワクチン 皮下	生後2か月以上60か月に至るまでに初回3回、追加1回 **合計4回接種**
	水痘	生ワクチン	水痘ワクチン 皮下	生後12〜36か月に初回1回、追加1回 **合計2回接種**
	ヒトパピローマウイルス感染症[*2]	不活化ワクチン	子宮頸がん予防ワクチン 筋注	小6〜高1相当の女子 **合計3回接種**
B類疾病	インフルエンザ	不活化ワクチン	インフルエンザワクチン 皮下	65歳以上（＋60歳以上65歳未満で省令に定める者）**毎年度1回接種**
	肺炎球菌感染症（高齢者）	不活化ワクチン	23価肺炎球菌ワクチン 皮下	前年度に64、69、74、79、84、89、94歳の者 **1回接種**

＊1：DPT-IPV＝Dはジフテリア、Pは百日咳、Tは破傷風で、これら3種にIPV（不活化ポリオワクチン）を加えた混合ワクチン。
＊2：接種後副反応の報告があり、積極的勧奨が差し控えられている（平成27年5月現在）。

 つかえる知識になったかな？

定期予防接種の対象疾病はどれか。

1. 黄熱
2. 麻疹
3. 狂犬病
4. 流行性耳下腺炎

 こたえは P.111だよ

 P.107 のこたえ **4**

○1＆2＆3：これらはいずれもHIV感染症の主な感染経路である。
✕4：HIVは空気感染しない。

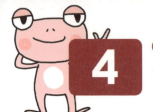

4 予防接種法②

感染症と予防

出題基準との対応 Ⅲ-9-B-f

絶対覚える!!
- ▶ 任意接種となる主な疾患
- ▶ ワクチンの種類
- ▶ 予防接種の不適当者・要注意者・一般的注意事項

勧奨接種—臨時接種・新たな臨時接種

- □ <u>臨時接種</u>とは、蔓延予防上緊急の必要があると認められるときに行われる予防接種で、<u>都道府県</u>が実施主体となって行われる。被接種者には接種の<u>努力義務</u>がある。
- □ <u>新たな臨時接種</u>とは、臨時接種で想定される疾病より病原性が低い疾病（弱毒型の新型インフルエンザなど）が発生した場合に備えて創設された予防接種の類型で、都道府県の協力のもと、<u>市町村</u>が実地主体となって行われる。被接種者には接種の<u>努力義務は課されない</u>。

任意接種

- □ <u>任意接種</u>は、予防接種法に定める<u>勧奨接種以外の予防接種</u>のことである。
- □ 勧奨接種の対象疾患であっても、同法に定める接種対象年齢に当てはまらないものは任意接種となる。
- □ 任意接種の対象となる疾患には、<u>流行性耳下腺炎</u>（ムンプス、おたふく風邪）、<u>A・B型肝炎</u>、<u>破傷風</u>、ロタウイルス感染症などがある。

ワクチンの種類

- □ ワクチンの種類は以下の3つに大別される（P.109 表参照）。
    - ①<u>生ワクチン</u>：病原性を弱めた、生きたウイルスや細菌。<u>麻疹</u>や水痘、<u>風疹</u>、流行性耳下腺炎などのワクチンがこれに当たる。
    - ②<u>不活化ワクチン</u>：加熱処理などで死滅させたウイスルや細菌。<u>百日咳</u>や<u>日本脳炎</u>、インフルエンザ、ポリオなどのワクチンがこれに当たる。
    - ③<u>トキソイド</u>：細菌の毒素だけを抽出し、抗原性を損なわない程度に無毒化したもの。<u>ジフテリア</u>や<u>破傷風</u>のワクチンがこれに当たる。

予防接種の不適当者・要注意者

- □ 予防接種を行ってはならない者を<u>不適当者</u>、注意を要する者を<u>要注意者</u>という（表）。
- □ 予防接種の<u>一般的注意事項</u>として、①予防接種後30分間は急な<u>副反応</u>が生じる可能性があるため、医師への連絡方法を確保しておく、②接種後、生ワクチンでは<u>4</u>週間、不活化ワクチンでは<u>1</u>週間は副反応の出現に注意する（変調があればすみやかに受診）、③接種当日の<u>入浴は可</u>だが、刺入部位を強くこすらない、④接種当日は激しい<u>運動</u>や大量の<u>飲酒</u>は避ける、などとされている。

▶ 予防接種の不適当者・要注意者

＜予防接種不適当者＞	＜予防接種要注意者＞
● 明らかに発熱を呈している者 ● 重篤な急性疾患にかかっていることが明らかな者 ● 当該疾病に係る予防接種の接種液の成分によってアナフィラキシーを呈したことがあることが明らかな者 ● 急性灰白髄炎（ポリオ）、麻疹および風疹、子宮頸がん予防ワクチンに係る予防接種の対象者にあっては、妊娠していることが明らかな者 ● BCG接種の場合においては、予防接種、外傷などによるケロイドが認められる者 ● その他、予防接種を行うことが不適当な状態にあると判断される者	● 心臓血管系疾患、腎臓疾患、肝臓疾患、血液疾患および発育障害等の基礎疾患を有する者 ● 予防接種で接種後2日以内に発熱のみられた者および全身性発疹等のアレルギーを疑う症状を呈したことがある者 ● 接種しようとする接種液の成分に対して、アレルギーを呈するおそれのある者 ● 過去に痙攣の既往のある者 ● 過去に免疫不全の診断がなされている者、近親者に先天性免疫不全症の者がいる者 ● BCGについては、過去に結核患者との長期の接触がある者、その他の結核感染の疑いのある者

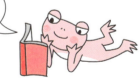

ポリオのワクチンは以前は生ワクチンが使われていたよ。過去問題を解くときには気をつけて！

つかえる知識になったかな？

風疹の予防接種で正しいのはどれか。

1. 任意接種である。
2. 不活化ワクチンである。
3. 4歳から接種が可能である。
4. 麻疹との混合ワクチンの接種が行われる。

こたえは P.112 だよ

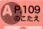 P.109 のこたえ **2**

✗ 1 & 3 & 4：これらの疾病の予防接種は任意接種に当たる。
○ 2：予防接種法で定められた定期予防接種の対象疾病である。

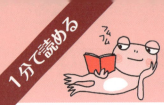

第5章 ミニマム・エッセンス 1問1答

- 感染成立の3要素は、病原体、宿主の感受性、もう1つは？ → 感染経路！
- 結核や麻疹、水痘の感染経路は？ → 空気感染！
- 感染症法において、エボラ出血熱、ペストなどが該当するのは何類感染症？ → 1類感染症！
- 感染症法の2類感染症に2014(平成26)年の改正で追加された感染症は？ → 鳥インフルエンザ(H7N9)と中東呼吸器症候群(MERS)！
- 感染症法で診断後直ちに届出が必要なのは何類感染症？ → 1～4類感染症！(新型インフルエンザ等感染症や新感染症疑いも直ちに要届出)
- 日本において、年間の新規結核患者数はおよそ何人？ → 約2万人！
- 世界で最もHIV感染者が多い地域は？ → サハラ以南アフリカ！
- 予防接種法において、定期接種の実施主体となるのは？ → 市町村！
- 麻疹・風疹ワクチンは原則何回接種？ → 原則2回！
- インフルエンザのワクチンの種類は？ → 不活化ワクチン！

A P.111 のこたえ 4
×1：予防接種法に基づく定期予防接種である。
○2：生ワクチンである。 ×3：接種は生後12か月から可能。
○4：麻疹・風疹混合ワクチン(MR混合ワクチン)が用いられる。

第**6**章

生活環境の保全

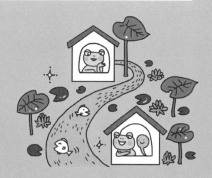

この章では、看護師国家試験出題基準の大項目
「生活環境の保全」の内容を凝縮して学びます。
地球規模の環境問題から、身近な住環境の問題まで、
幅広く私たちの健康に影響を与える事柄について知り、
出題のポイントを押さえましょう。

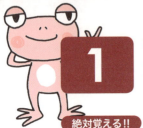

1 地球環境①
生活環境の保全

出題基準との対応 Ⅲ-10-A

絶対覚える!!

▶ 地球温暖化の原因と対策
▶ オゾン層破壊の原因と対策
▶ アスベスト、放射性物質による健康被害の内容

地球温暖化

- □ **地球温暖化**とは、人間活動に伴う**温室効果ガス**(**二酸化炭素**や**メタン**など)の増加により、地球規模で**気温が上昇**することをいう。
- □ 温暖化によって危惧される問題には、**海面水位の上昇**・土地の水没、豪雨・渇水、**熱帯感染症**(マラリアやデング熱など)の分布域拡大などがある。
- □ 地球規模の温暖化対策として、各国の温室効果ガスの削減目標を設定し、法的な拘束力をもつ**「京都議定書」**(気候変動に関する国際連合枠組条約の京都議定書)が1997年に採択され、2012年までの目標が設定された(2015年には、2020年以降の新たな対策の枠組として**「パリ協定」**が採択されている)。

オゾン層の破壊

- □ 地表から10〜50kmの成層圏に存在する**オゾン**層は、太陽光線に含まれる有害な紫外線を吸収している。オゾン層が**フロンガス**などの化学物質によって破壊され、地表に達する紫外線が増加している影響で、**皮膚がん**や**白内障**などの健康被害、生態系への影響が懸念されている(**図**)。
- □ 国際的なオゾン層保護対策として、オゾン層を破壊する物質の規制を規定した**「モントリオール議定書」**が1987年に採択された。
- □ 国内の対策としては、1988(昭和63)年に**オゾン層保護法**、1998(平成10)年に**家電リサイクル法**、2001(平成13)年に**フロン回収・破壊法**、2002(平成14)年に**自動車リサイクル法**などが制定され、家電等におけるフロン類の規制や回収が規定された。

アスベスト、放射性物質

- □ **アスベスト**(石綿)は、耐久性や耐熱性などに優れた鉱物で、加工され建設資

材や電気製品など様々な用途に広く世界中で使用されてきた。

- 空中に飛散したアスベスト繊維を長期間・大量に吸入すると、石綿肺（肺線維症）や肺がん、中皮腫などの誘因となり、特にアスベストを扱う職業従事者やその家族などに多く健康被害が発生し問題となった。
- 日本においては、アスベストによる健康被害を受けた患者や死亡者に対して医療費や弔慰金などを支給する、石綿による健康被害の救済に関する法律（石綿健康被害救済法）が2006（平成18）年に施行された。
- 放射性物質とは、放射能をもつ物質の総称で、放射性物質への曝露により白血病やがんなどの健康被害が生じることが知られている。
- 2011（平成23）年の東日本大震災に伴う東京電力福島第一原子力発電所の事故によって大量の放射性物質が環境中に放出され、今なお最大の環境問題とされる。

▶オゾン層破壊の模式図

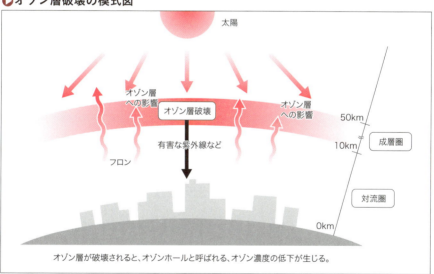

オゾン層が破壊されると、オゾンホールと呼ばれる、オゾン濃度の低下が生じる。

つかえる知識になったかな？

モントリオール議定書が解決を目指す環境問題はどれか。

1. 地球温暖化
2. 森林破壊
3. オゾン層破壊
4. 砂漠化

こたえは P.117 だよ

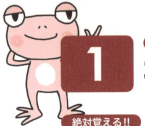

1 生活環境の保全
地球環境②

出題基準との対応 Ⅲ-10-A

絶対覚える!!

▶ 代表的な地球環境問題とその防止対策
▶ 環境基本法で定める典型7公害
▶ 環境基本法に「環境基準」の規定がある4項目

その他の地球環境問題

- □ **酸性雨**：工場の煤煙、自動車の排気ガスなどに含まれる硫黄酸化物（SOx）や窒素酸化物（NOx）が溶け込み、**pH5.6以下となった雨**を指し、国境を超えて問題化している。防止対策として、東アジア地域では「東アジア酸性雨モニタリングネットワーク」が稼働している。

- □ **森林破壊**：急激な人口増加に伴う農地の拡大や建材の伐採等のために、ブラジルやアジアなどの**熱帯雨林が急激に減少**している。防止対策として、「国連森林フォーラム」「国際熱帯木材機関」などの活動がある。

- □ **絶滅種**の増加：密猟や乱獲などにより、**絶滅生物種が増加**している。防止対策として、「**ワシントン条約**」（1975年）、「**ラムサール条約**」（1992年）、「生物の多様性に関する条約」（1993年）などがある。

- □ **海洋汚染**：タンカーの座礁、汚染物質の不法投棄などにより、**海洋の汚染**が進行している。防止対策として「**ロンドン条約**」（1972年）、「**OPRC条約**」（1990年）などがある。

- □ **砂漠化**：気候の変化のほか、家畜の過放牧や薪炭材の過剰採取などにより、世界規模で**砂漠化**が進行している。防止対策として、「**砂漠化対処条約**」（1994年）がある。

- □ **有害廃棄物**の**越境移動**：有害廃棄物は処分費用の高い国から安価な国へ、規制の厳しい国から緩い国へと移動しやすく、後者の国で環境問題を引き起こしている。防止対策として「**バーゼル条約**」（1989年）がある。

環境基本法と公害

- □ 環境保全に関する主な日本の法律として、**環境基本法**がある。
- □ 環境基本法は、環境保全に関する基本理念や施策などを定めた法律で、①**大**

気汚染、②水質汚濁、③土壌汚染、④騒音、⑤振動、⑥地盤沈下、⑦悪臭の7つを<u>典型7公害</u>に定めているほか、①<u>大気</u>、②<u>水質</u>、③<u>土壌</u>、④<u>騒音</u>について、人の健康を保護し、生活環境を保全する上で維持されることが望ましい基準として<u>「環境基準」</u>を定めている。

□ 総務省の「平成25年度公害苦情調査」によると、日本における公害苦情で最も多いのは<u>大気汚染</u>(31.32%)で、次いで<u>騒音</u>(31.31%)、<u>悪臭</u>(19.7%)、<u>水質汚濁</u>(13.6%)となっている。大気汚染、悪臭、水質汚濁は減少傾向にある一方、<u>騒音</u>は<u>増加傾向</u>となっている(図)。

□ 日本の<u>四大公害病</u>として知られる疾患には、①<u>イタイイタイ病</u>(富山県神通川下流域における、カドミウムを含む鉱山排水による)、②<u>水俣病</u>(熊本県水俣湾沿岸における、メチル水銀を含む工場排水による)、③<u>四日市喘息</u>(三重県四日市における、石油コンビナートからの煤煙による)、④<u>新潟水俣病</u>(新潟県阿賀野川下流域における、メチル水銀を含む工場排水による)がある。

▶典型7公害の種類別苦情件数の推移(上位5公害)

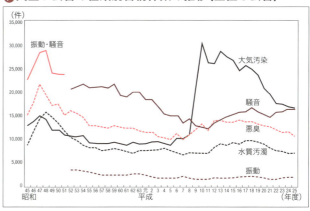

(資料:総務省「平成25年度公害苦情調査」)

 つかえる知識になったかな?

環境基本法で「環境基準」が規定されているのはどれか。

1. 騒音
2. 悪臭
3. 振動
4. 地盤沈下

こたえは **P.119** だよ

A P.115 のこたえ　3

✕1:地球温暖化対策は「京都議定書」など。
✕2:森林破壊対策は「国連森林フォーラム」など。
〇3:選択肢の通り。　✕4:砂漠化対策は「砂漠化対処条約」など。

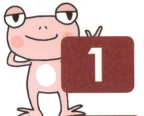

1 地球環境③
生活環境の保全

出題基準との対応 **Ⅲ-10-A**

絶対覚える!!

▶ 水質汚濁に関する環境基準
▶ 大気汚染に関する環境基準
▶ 光化学スモッグ、ダイオキシンによる健康障害の概要

水質汚濁

- □ **水質汚濁**が生じる原因には、水の**富栄養化**（リンや窒素含有量の増加）や底質汚染（ヘドロなどの堆積）、温排水による汚染（水温上昇による溶存酸素量の低下）、**地下水汚染**（化学物質の地下水流入）などがある。
- □ 水質汚濁防止に関連する主な法律には、**環境基本法**のほか、**水質汚濁防止**法、**水道法**がある。
- □ 環境基本法による「**環境基準**（人の健康の保護に関する環境基準）」は、**アルキル水銀**、**全シアン**、**PCB**の3つの有害物質を「検出されないこと」として**公共用水域・地下水の有害物質の規制**を定めている。
- □ 水質汚濁防止法では、「**排水基準**」として、工場や事業場の排水に**アルキル水銀**が検出されないこと、と定めて有害物質を規制している。

大気汚染

- □ 大気汚染防止に関連する主な法律には、**環境基本法**のほか、**大気汚染防止**法（工場や事業場の排出ガス規制）や**ダイオキシン類対策特別措置法**（ダイオキシン類に関する環境基準の制定）などがある。
- □ 環境基本法による「環境基準」が設定されている**大気汚染物質・有害大気汚染物質**は**表**の通りである。
- □ **光化学スモッグ**の原因となる大気汚染物質である**光化学オキシダント**は、眼や呼吸器などの**粘膜**を刺激し、健康被害を生じさせることがある。
- □ このため、光化学オキシダントの濃度が一定以上で継続するおそれがある場合には、大気汚染防止法に基づき**都道府県知事**等による**光化学スモッグ注意報**が発令される（光化学スモッグは、晴れて風が弱く紫外線の強い**夏季の日中**に発生しやすい）。

- ダイオキシンは水に溶けにくく、酸・アルカリに容易に反応しない安定した性質をもつ**毒性**物質（内分泌撹乱物質）である。
- ダイオキシンは**一般廃棄物の焼却**などにより発生し、**発がん性**などが指摘されていることから、大気汚染物質防止法や廃棄物処理法、**ダイオキシン類対策特別措置法**などで厳格な規制基準が設けられている。

土壌汚染

- **土壌汚染**が生じる原因には、工場や不法投棄物からの有害物質の漏洩、農薬の散布、大気降下物（大気汚染物質が粉塵や雨となって降り、土壌を汚染する）などがある。
- 土壌汚染は地下水等に影響を及ぼす**蓄積性の汚染**であり、体感しにくい公害である。
- 土壌汚染防止に関連する主な法律には、**土壌汚染対策法**、水質汚濁防止法、大気汚染防止法、農薬取締法、廃棄物処理法などがある。

●環境基本法で環境基準が設定されている大気汚染物質と有害大気汚染物質

＜大気汚染物質＞	＜有害大気汚染物質＞
①二酸化硫黄（SO_2） ②一酸化炭素（CO） ③浮遊粒子状物質（SPM） ④微小粒子状物質（$PM_{2.5}$） ⑤二酸化窒素（NO_2） ⑥光化学オキシダント（Ox）	①ベンゼン ②トリクロロエチレン ③テトラクロロエチレン ④ジクロロメタン

※このほか、ダイオキシン類対策特別措置法において「ダイオキシン類」の環境基準値が設定されている。

 つかえる知識になったかな？

環境基準が定められている大気汚染物質はどれか。

1. 六価クロム
2. 二酸化炭素
3. 微小粒子状物質
4. アルキル水銀

こたえは P.121 だよ

A P.117 のこたえ 1
○1：環境基本法では、①大気、②水質、③土壌、④騒音の4項目について「環境基準」を定めている。
×2 & 3 & 4：規定されていない。

119

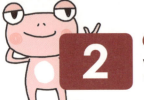

2 食品管理

生活環境の保全

出題基準との対応 **Ⅲ-10-B**

絶対覚える!!

▶ 食品管理に関連する法律
▶ 食品衛生法における食中毒患者の届出先
▶ 主な食中毒菌と発生の動向

食品管理に関連する法律

- □ 食品管理に関連する主な法律には、**食品安全基本法**（食品の安全性の確保に関する基本事項について規定）、**食品衛生法**、**食品表示法**等がある。
- □ **食品衛生法**は、飲食に起因する**衛生上の危害の発生**を防止し、健康の保護を図ることを目的とする法律であり、**食品**（医薬品・医薬部外品を除いたすべての飲食物）のみならず、食品添加物、器具、容器包装、洗剤や乳幼児が接触する玩具、飲食店等の営業、検査、**食中毒**患者の届出などについて幅広く規定している。
- □ 食品の表示に関する事項はこれまで**食品衛生法、JAS法、健康増進法**の3法に分かれていたが、2015（平成27）年に**食品表示法**が施行され、一元化された。
- □ **アレルギー物質**を含む食品の表示として義務づけられている原材料（**特定原材料**）には、①エビ、②カニ、③小麦、④そば、⑤卵、⑥乳、⑦落花生の7品目がある（2015［平成27］年4月1日現在）。
- □ 消費者の適切な食品選択のために、法律に基づいて健康に関わる有用性の表示を認められた健康食品を**保健機能食品**という。
- □ 保健機能食品には、①**特定保健用食品**（消費者庁長官の認可が必要）、②**栄養機能食品**（規定の栄養成分を一定以上含む［届出や認可は不要］）、③**機能性表示食品**（事業者の責任で機能性を表示［届出のみ］）がある。

食品衛生（食中毒への対応）

- □ **食品衛生法**では、食品や添加物、器具もしくは容器包装に起因する**食中毒**患者（疑いを含む）を診断した**医師**は、直ちに最寄りの**保健所長**に届け出なければならないことを規定している（第58条）。
- □ 届出を受けた**保健所長**は、すみやかに**都道府県知事**等に報告するとともに、

必要な調査を行わなければならない。

- 食中毒は、**細菌**や**ウイルス**、真菌などの病原体による食中毒と、病原体以外による食中毒に大別される（**表**）。
- 食中毒の患者数は平成以降、**年間2〜3万人**台で推移しており、2014（平成26）年の事件数は976件、患者数は19,355人、死者2人となっている（厚生労働省「食中毒発生状況」による）。
- **夏季**を中心に**細菌性の食中毒**が多く発生する一方、**冬季**には**ノロウイルス**による食中毒が多く発生する。
- 原因食品で最も多いのは**魚介類**（18.7％）、次いで**肉類およびその加工品**（10.0％）、複合調理品（7.7％）となっている。
- 病因物質の判明した**事件数**では、**カンピロバクター**を病因物質とするものが全体の32.1％で最も多く、次いで**ノロウイルス**が30.7％となっている。**患者数**では**ノロウイルス**が全体の55.6％を占めている。
- 食中毒予防の3原則は、**細菌を**①**つけない**（洗う・分ける）、②**増やさない**（低温保存）、③**やっつける**（加熱処理）である。

●食中毒の主な病因物質

病原体による食中毒	細菌	感染型	**サルモネラ属菌、カンピロバクター、病原性大腸菌、腸炎ビブリオ**、ウェルシュ菌、エルシニア・エンテロコリチカ、チフス菌など
		毒素型	黄色ブドウ球菌、セレウス菌、ボツリヌス菌など
	ウイルス		**ノロウイルス**、腸管アデノウイルス、サポウイルスなど
	その他		（真菌）アスペルギルス属、（寄生虫）クリプトスポリジウム、アニサキスなど
病原体によらない食中毒	自然毒	植物性	毒キノコ、生梅・生銀杏、トリカブトなど
		動物性	フグ毒、貝毒など
	化学性		ヒ素、カドミウム、有機水銀、パラチオンなど

問題　つかえる知識になったかな？

食中毒の原因でないのはどれか。

1. ウェルシュ菌
2. レジオネラ
3. サルモネラ
4. カンピロバクター

こたえは P.123 だよ

A P.119 のこたえ　3

- ✕1：土壌汚染物質として知られている。　✕2：温室効果ガスである。
- ○3：PM$_{2.5}$として知られ、環境基準が定められている。
- ✕4：土壌汚染物質や水質汚染物質として知られる。

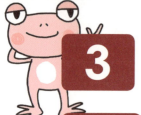

3 ごみ・廃棄物（廃棄物処理法）

生活環境の保全

出題基準との対応 III-10-C

絶対覚える!!

▶ 廃棄物処理法に基づく廃棄物の分類
▶ 感染性廃棄物の取り扱い・分類
▶ 下水道の普及状況

ごみ・廃棄物の処理

- □ **廃棄物処理法**（廃棄物の処理及び清掃に関する法律）は、事業所や家庭から排出される**ごみ・廃棄物の処理方法**等を規定している法律である。
- □ 廃棄物は、事業活動に伴って生じる**産業廃棄物**と、産業廃棄物以外の廃棄物（家庭で生じる生活系ごみなど）である**一般廃棄物**に大別される。
- □ **産業廃棄物**として定められているのは、**汚泥**、**廃油**、**廃酸**、**廃アルカリ**、木くず、**金属くず**、がれき類、動物の糞尿など20種である。
- □ 廃棄物のうち、爆発性、毒性、感染性など、人の健康や生活環境に被害を生じるおそれのある廃棄物を**特別管理廃棄物**という（放射性廃棄物は本法の対象外）。
- □ 特別管理廃棄物は**特別管理産業廃棄物**と**特別管理一般廃棄物**に分けられ、その保管や収集、処分方法が厳重に規定されている（**図**）。
- □ **産業廃棄物**は**排出事業者**の責任で、自らまたは産業廃棄物処理業者に委託して処理しなければならない。
- □ **一般廃棄物**は**市町村**の責任で処理しなければならない。

感染性廃棄物の処理

- □ **特別管理廃棄物**のうち、医療関係機関等から生じ、人が感染し、または感染するおそれのある病原体が含まれるか付着している廃棄物（またはこれらのおそれのある廃棄物）を**感染性廃棄物**という。
- □ このうち**感染性産業廃棄物**に該当するものとして、**血液**（廃アルカリまたは汚泥に該当）、**注射針**や**メス**（金属くずに該当）、**レントゲン定着液**（廃酸に該当）などがある。
- □ **感染性一般廃棄物**に該当するものとして、血液等の付着した**ガーゼ**、**包帯**、**脱脂綿**、リネン類などがある。

生活排水処理

- □ 廃棄物処理法は、市町村に**一般廃棄物処理計画**の策定を義務づけている（第6条）。
- □ 一般廃棄物処理計画は**「ごみ処理基本計画」**と**「生活排水処理基本計画」**からなり、地域の実情に合わせた**生活排水**の処理計画が定められる。
- □ 生活排水の処理は**下水道法**に定められた**下水道**（公共下水道・流域下水道・都市下水路）などによって行われている。
- □ 2013（平成25）年度末における全国の**下水道の普及率**（下水道処理人口普及率）は**77.0%**で、着実に上昇しているが、一方で**人口5万人未満**の中小市町村における普及率は**48.7%**と大きな地域格差が生じている。
- □ 下水道の整備は市中の清潔を保つだけでなく、**公共用水域**の**水質保全**にも重要な役割を担う。

▶廃棄物の分類

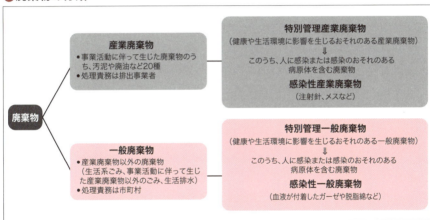

問題 つかえる知識になったかな？

患者の血液が付着した注射針を処理する際の分類で正しいのはどれか。

1. 一般廃棄物
2. 産業廃棄物
3. 感染性一般廃棄物
4. 感染性産業廃棄物

こたえは P.125 だよ

A P.121 のこたえ 2

○1＆3＆4：いずれも食中毒の原因となる細菌である。
×2：レジオネラは日和見感染菌で、高齢者などが吸入した場合に重篤な肺炎を起こす。

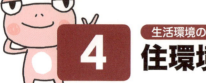

4 住環境と健康問題

生活環境の保全

出題基準との対応 **Ⅲ-10-D**

絶対覚える!!

▶ バリアフリーの定義と4つのバリア
▶ シックハウス症候群の主な原因物質
▶ シックハウス症候群の予防対策

バリアフリー／ユニバーサルデザイン

□ <u>バリアフリー</u>とは、障害のある人や高齢者が社会生活に参加するうえで<u>障壁（バリア）となるものを除去</u>し、環境を整備するための施策、あるいは整備された状態のことをいう。

□ 障害者や高齢者にとってのバリアは、一般に次の4つに分類される。
　①**物理的バリア**：車いす使用者の通行を妨げる段差や障害物、乗降口や出入口の段差など。
　②**制度的バリア**：障害があることを理由に資格・免許等の付与を制限するなど。
　③**文化・情報面のバリア**：音声案内、点字、手話通訳、字幕放送、分かりやすい表示の欠如など。
　④**意識上のバリア**：心ない言葉や視線、障害者を庇護されるべき存在としてとらえるなど（心理的バリア）。

□ 住環境におけるバリアフリーは、主に<u>物理的バリア</u>へのアプローチである。

□ <u>ユニバーサルデザイン</u>とは、障害の有無や年齢にかかわらず、すべての人が利用しやすいように設計された製品や建築、環境のことであり、バリアフリーとともに、<u>ノーマライゼーション</u>の理念を体現する具体策である。

シックハウス症候群

□ <u>シックハウス症候群</u>とは、住居内において、<u>住宅建材</u>や家具調度品、防虫剤や芳香剤、たばこなどから発生する化学物質、あるいは細菌、カビ、ダニの繁殖などによって起こる<u>室内空気汚染</u>に由来する<u>健康障害</u>の総称である。

□ シックハウス症候群は、近年の住宅の<u>高気密化</u>や高断熱化、建材の多様化などが進むにしたがって多くみられるようになった。

□ 主な症状には、<u>頭痛</u>やめまい、**吐き気**、眠気、**湿疹**、皮膚や粘膜の刺激症状

などがあるが個人差が大きく、同じ部屋にいても症状が起こらない人もいる。
- □ 原因となる主な化学物質には、新築建材に多く含まれる**ホルムアルデヒド**、塗料や接着剤等に含まれる有機溶剤（**トルエン**や**キシレン**）、衣類の防虫剤成分（**パラジクロロベンゼン**）などがある。
- □ これらの化学物質に対して、厚生労働省は**室内濃度指針値**を設定し、指針値を超えるおそれのある建材の使用を控えるよう住宅施工業者等に求めている（**表**）。
- □ シックハウス症候群の**予防対策**として、①原因と考えられる化学物質を含む建材等の使用を避ける、②こまめに換気する、③新築入居時には完成から入居までの間を空ける、④防虫剤等の使用量を守る、などがある。

●室内濃度指針値が定められている化学物質

物質名	主な用途
ホルムアルデヒド	合板などの合成樹脂・接着剤、防腐剤
トルエン	接着剤や塗料などの溶剤
キシレン	接着剤や塗料などの溶剤
パラジクロロベンゼン	衣類の防虫剤、トイレの芳香剤
エチルベンゼン	接着剤や塗料などの溶剤
スチレン	断熱材、畳心材
クロルピリホス	有機リン系殺虫剤（シロアリ駆除剤）
フタル酸ジ-n-ブチル	可塑剤（塗料、接着剤）
テトラデカン	灯油、塗料などの溶剤
フタル酸ジ-2-エチルヘキシル	可塑剤（壁紙、床剤など）
ダイアジノン	有機リン系殺虫剤
アセトアルデヒド	合板などの合成樹脂・接着剤、防腐剤
フェノブカルブ	カーバメート系殺虫剤

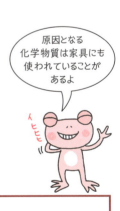

原因となる化学物質は家具にも使われていることがあるよ

問題 つかえる知識になったかな？

シックハウス症候群について誤っているのはどれか。

1. 住居内外における空気汚染による健康障害の総称である。
2. 汚染の原因物質としてホルムアルデヒドがある。
3. 防虫剤や芳香剤の成分が原因となることもある。
4. 原因と考えられる物質の室内濃度指針値が定められている。

こたえは P.126 だよ

A P.123 のこたえ 4

✗ 1 & 2 & 3：当てはまらない。
○ 4：使用済みの注射針（感染のおそれのある金属くずとみなす）の廃棄物の分類は感染性産業廃棄物に当たる。

第6章 ミニマム・エッセンス 1問1答

- Q: オゾン層破壊の原因となる主な物質は？
- A: フロンガス！

- Q: 石綿肺や肺がん、中皮腫などの原因となる物質は？
- A: アスベスト(石綿)！

- Q: 日本における公害苦情で最も多いのは？
- A: 大気汚染！

- Q: 環境基本法で「環境基準」が定められているのは、大気、水質、土壌、もう1つは？
- A: 騒音！

- Q: 大気汚染物質である光化学オキシダントの濃度が高まると発令されるのは？
- A: 光化学スモッグ注意報！

- Q: 塩化ビニルなど一般廃棄物の焼却によって生じ、内分泌撹乱物質として作用する大気汚染物質は？
- A: ダイオキシン！

- Q: 2014(平成26)年における食中毒の患者数はおよそ何人？
- A: 約2万人！

- Q: ノロウイルスによる食中毒が起こりやすい季節は？
- A: 冬季！

- Q: 「患者の体液が付着した脱脂綿」が該当する廃棄物の種類は？
- A: 感染性一般廃棄物！

- Q: 住宅建材に使用されている化学物質などによる室内空気汚染に由来する健康障害の総称は？
- A: シックハウス症候群！

A P.125のこたえ 1
×1：シックハウス症候群は、住居内における室内空気汚染による健康障害の総称である。
○2＆3＆4：いずれも選択肢の通り。

第 **7** 章

保健活動

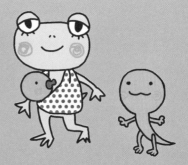

この章では、看護師国家試験出題基準の大項目
「保健活動」の内容を中心に学びます。
特に、生活習慣病の予防に関連した事柄や
母性保護に関連する法律は頻出！
P.134やP.139の表を活用して、しっかり理解を深めましょう。

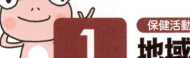

1 保健活動 地域保健①（地域保健法）

出題基準との対応 Ⅲ-11-A

絶対覚える!!
- ▶地域保健法の目的と主な規定内容
- ▶保健所の設置自治体・業務内容（市町村保健センターとの違い）
- ▶市町村保健センターの設置自治体・業務内容（保健所との違い）

地域保健法の概要

- □ **地域保健法**は、地域保健対策の推進に関する基本指針、**保健所**および**市町村保健センター**の設置、その他地域保健対策の推進に関する基本事項を定め、**地域住民**の健康の保持・増進に寄与することを目的とした法律である（旧**保健所**法）。
- □ **地域保健法**で定める主な内容は次の通りである。
  ①**保健所**および**市町村保健センター**の設置、運営
  ②地域保健対策に係る**人材確保支援計画**の策定
  ③地域保健に関する**調査・研究**
  ④社会福祉等の関連施策との連携　など
- □ 本法に基づき、**厚生労働大臣**は「地域保健対策の推進に関する**基本指針**」（地域保健対策の円滑な実施および総合的推進を図ることを目的とした指針）を策定しなければならない。
- □ 保健所や市町村保健センターは本基本指針に基づいて整備・運営される。

保健所に関する規定

- □ **保健所**は、**都道府県**、**指定都市**、**中核市**、その他の政令で定める市、**特別区**（東京23区のこと）に設置される。
- □ 保健所は**表**に示す項目の企画・調整・実施・指導等の**業務**を担う。
- □ 保健所長は、原則として**3年以上の公衆衛生実務に従事した医師**でなければならない（ただし医師の確保が著しく困難な場合には、要件を満たした職員［5年以上の公衆衛生の実務経験者など］を、原則2年以内に限り保健所長にあてることができる）。
- □ **保健所**は、**広域的・専門的**な技術に基づき、**地域保健活動**の中心的な役割を担う。一方、**市町村保健センター**は、地域住民に対して健康相談や家庭訪問などの一次サービス（より直接的な**対人サービス**）を担う（**表**）。

- 保健所は必要に応じて市町村相互間の**連絡調整**や**技術的助言**、市町村職員の研修やその他必要な援助を行う。

市町村保健センターに関する規定

- **市町村**は、**市町村保健センター**を設置することができる（任意設置）。
- 市町村保健センターは、住民に対し、①**健康相談**、②**保健指導・健康診査**、③その他地域保健に関する必要な事業を行うことを目的とする施設である。

●保健所の業務（第6条の規定）

①地域保健に関する思想の普及・向上 ②**人口動態統計**、その他地域保健に係る統計 ③栄養の改善・**食品衛生** ④住宅、水道、下水道、廃棄物の処理、清掃その他の**環境衛生** ⑤医事・薬事に関する事項 ⑥保健師に関する事項 ⑦**公共医療事業**の向上・増進 ⑧母性・乳幼児・高齢者の保健	⑨歯科保健 ⑩精神保健 ⑪治療方法が確立していない疾病、その他の特殊疾病により**長期に療養を必要とする者**の保健 ⑫AIDS、結核、性病、伝染病その他の**疾病予防**に関する事項 ⑬**衛生上の試験・検査** ⑭その他、地域住民の健康の保持・増進

●保健所と市町村保健センターの比較

	保健所	市町村保健センター
根拠法	地域保健法	地域保健法
設置	都道府県、指定都市、中核市、政令で定める市、特別区	市町村（任意設置）
設置数*	486か所（平成27年4月現在）	2,477か所（平成27年4月現在）
所長	原則として**医師**	医師である必要はない
役割	健康増進、環境衛生、食品衛生、疾病予防など、**公衆衛生活動の中心的機関**。より広域的・専門的な業務を担う。	**地域住民に密着した対人サービス**の拠点。乳幼児健診、健康相談・健診、保健指導、家庭訪問などを行う。
主な専門職員	医師、歯科医師、薬剤師、獣医師、保健師、助産師、看護師、管理栄養士、歯科衛生士、統計技術者など、地方公共団体の長が必要と認める職員	法令による規定はないが、保健師、看護師、管理栄養士などが従事している。

＊：厚生労働省健康局がん対策・健康増進課地域保健室による。

問題 つかえる知識になったかな？

市町村保健センターの業務はどれか。

1. 人口動態統計調査
2. 栄養改善および食品衛生
3. 地域住民の健康相談
4. 専門的かつ広域的な健康課題への対応

こたえは P.131だよ

1 保健活動 地域保健②（健康増進法）

出題基準との対応 **III-11-A**

絶対覚える!!

▶ 健康増進法の成立背景と目的
▶ 健康増進法の主な規定
▶ 国民健康・栄養調査の根拠法である点

健康増進法の概要

☐ 健康増進法は、日本の急速な高齢化の進展・疾病構造の変化に伴う健康増進の重要性の増大に対し、健康増進の総合的な推進、栄養改善などの措置を講じ、国民保健の向上を図ることを目的とした法律である（2002［平成14］年制定）。

健康増進法の主要な規定

☐ 基本方針の策定：厚生労働大臣は、国民の健康の増進の総合的な推進を図るための基本的な方針（基本方針）を定める。
 →21世紀における国民健康づくり運動である「健康日本21」が、これに該当する（P.132参照）。

☐ 健康増進計画の策定：都道府県は、基本方針を勘案して、当該都道府県の住民の健康増進の推進に関する施策についての基本的な計画（都道府県健康増進計画）を定める。市町村は市町村健康増進計画を定めるよう努力する。

☐ 国民健康・栄養調査の実施：厚生労働大臣は、国民の身体の状況、栄養摂取量および生活習慣の状況を明らかにするため、国民健康・栄養調査を行う。
 →厚生労働大臣は、国民健康・栄養調査等の調査および研究の成果を分析し、その分析の結果を踏まえ「食事摂取基準」を定める。

☐ 市町村による健康増進事業：市町村は、住民の健康の増進（生活習慣病の予防、要介護状態の予防等）を図るため、表に示す事業を実施する。

☐ 特定給食施設：特定給食施設（特定かつ多数の者に対して継続的に食事を供給する施設）のうち特別な栄養管理が必要な施設の設置者は、当該特定給食施設に管理栄養士を置かなければならない。

☐ 受動喫煙の防止：学校、病院、劇場、展示場、百貨店、事務所、官公庁施設、飲食店など、多数の者が利用する施設の管理者は、受動喫煙（室内等において、

他人のたばこの煙を吸わされること）を防止するために必要な措置を講ずるよう努めなければならない。

- □ **特別用途表示の許可**：販売する食品に**特別用途食品**（病者用、妊産婦用、嚥下困難者用などの特別な用途の食品）であることを**表示**する際には、内閣総理大臣（実際には**消費者庁長官**に権限が委任されている）の許可を受けなければならない。
- □ **誇大表示の禁止**：食品として販売する物に関して広告その他の表示をする際には、著しく事実に相違する表示や著しく人を誤認させるような表示（**誇大表示**）をしてはならない。

▶市町村による健康増進事業
（健康増進法第17条、第19条の2に基づく）

事業名	概要
健康手帳の交付*	特定健診・保健指導などの記録、その他健康の保持のために必要な事項を記載し、自らの健康管理と適切な医療の確保に資することを目的に交付される。
健康教育*	・**集団健康教育**：一般健康教育、歯周疾患健康教育、ロコモティブシンドローム健康教育、薬健康教育など ・**個別健康教育**：高血圧・脂質異常症・糖尿病・喫煙者個別健康教育
健康相談*	・**重点健康相談**：高血圧、脂質異常症、糖尿病、歯周疾患、骨粗鬆症、女性の健康、肥満や心臓病等の病別別相談 ・**総合健康相談**：心身の健康に関する一般的な事項について、総合的な指導・助言が行われる。
機能訓練*	疾病や外傷、老化等により心身の機能が低下している者に対し、心身機能の維持回復に必要な訓練を行い、閉じこもりの防止、日常生活の自立を図り、要介護状態となることを予防する。
訪問指導*	療養上の保健指導が必要と認められる者・家族等に対して、保健師等が訪問し、健康問題を総合的に把握し、必要な指導を行い、心身機能の低下の防止と健康の保持増進を図る。
各種検診	歯周疾患検診*、骨粗鬆症検診*、肝炎ウイルス検診*、**がん検診**（子宮・乳・胃・肺・大腸がん検診）
健康診査、保健指導	特定健診非対象者を対象とした健康診査・保健指導

＊：これらの事業は、以前は老人保健法に規定されていたが、同法の廃止により健康増進法に移行され、がん検診が新たに加わり、本法に基づく事業となった。

※なお高齢者に関する健診（検診）には、このほかにも介護保険法による「生活機能評価」、高齢者医療確保法による「特定健康診査」「健康診査」などがある。

 つかえる知識になったかな？

健康増進法に基づく健康増進事業はどれか。

こたえは **P.133** だよ

1．健康手帳の交付 　　 2．身体障害者手帳の交付
3．母子健康手帳の交付 　4．療育手帳の交付

A P.129 のこたえ 3
✕1＆2＆4：いずれも保健所の業務。
○3：市町村保健センターは、地域住民への密着した健康相談などを行う、対人サービスの拠点。

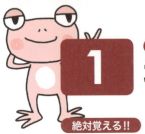

1 地域保健③（健康日本21）
保健活動

出題基準との対応 Ⅲ-11-A

絶対覚える!!

▶ 健康日本21の目的
▶ 健康日本21（第一次）で示された基本方針
▶ 健康日本21（第二次）で示された5つの基本的な方向性

健康日本21の概要

- □ <u>健康日本21</u>は、「21世紀における国民健康づくり運動」として、健康増進法などに基づき、2000（平成12）年に開始された日本の政策である。
- □ 健康日本21の目的は、すべての国民が健やかで心豊かに生活できる活力ある社会を目指し、<u>壮年期死亡</u>の減少、<u>健康寿命</u>の延伸および<u>生活の質</u>の向上を実現することとされ、4つの基本方針と9つの課題（目標）が設定された。
- □ 開始当初は2010（平成22）年度を目処に目標が設定されたが、途中2012（平成24）年度まで運動期間が延長され、目標達成度や課題に対する最終評価が行われた。
- □ 現在は最終評価で提起された課題などを踏まえて「<u>健康日本21（第二次）</u>」が策定されている。

健康日本21（第一次）の概要

- □ 2000～2012（平成12～24）年度の<u>健康日本21（第一次）</u>においては、4つの基本方針、①<u>一次予防</u>の重視、②健康づくり支援のための<u>環境整備</u>、③健康づくり運動の<u>目標設定とその評価</u>、④多様な健康増進運動実施主体間の<u>連携</u>が示された。
- □ また、①<u>栄養・食生活</u>、②<u>身体活動・運動</u>、③休養・こころの健康づくり、④<u>たばこ</u>、⑤アルコール、⑥歯の健康、⑦糖尿病、⑧循環器病、⑨<u>がん</u>の9つの項目について、具体的な目標数値が設定された。

健康日本21（第二次）の概要

- □ <u>健康日本21（第二次）</u>は、2012（平成24）年度で終了した健康日本21（第一次）を全改正したもので、すべての国民が共に支え合い、健やかで心豊かに生活できる活力ある社会を目指し、5つの基本的な方向性を定めるとともに、2013～2022（平成25～34）年度の具体的な数値目標が設定されている（P.134参照）。

- 5つの基本的な方向性は、①健康寿命の延伸と健康格差の縮小、②主要な生活習慣病の発症予防と重症化予防、③社会生活を営むために必要な機能の維持および向上、④健康を支え、守るための社会環境の整備、⑤生活習慣および社会環境の改善、とされた（図）。
- 健康日本21（第二次）においては、慢性閉塞性肺疾患（COPD）が、がんや循環器疾患、糖尿病と並んで対策を要する主要な生活習慣病としてあげられた。

▶健康日本21（第二次）の概念

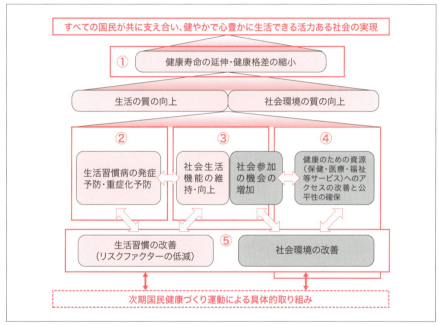

問題 つかえる知識になったかな？

健康日本21の目的に該当するのはどれか。

1. 切れ目ない妊産婦・乳幼児への保健対策
2. 学童期・思春期から成人期に向けた保健対策
3. 健康寿命の延伸
4. 子どもの健やかな成長を見守り育む地域づくり

こたえは P.135 だよ

A P.131 のこたえ 1
- ○1：健康手帳は健康増進法に基づいて市町村が交付する。
- ✕2＆3：各々身体障害者福祉法、母子保健法に基づいて交付される。
- ✕4：根拠法はなく各自治体の判断で交付される。

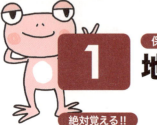

出題基準との対応 **Ⅲ-11-A**

1 保健活動 地域保健④（健康日本21）

絶対覚える!!

▶ 健康日本21（第二次）における具体的な目標項目

▶ 特に、生活習慣病の発症予防と重症化予防について

▶ 特に、生活習慣の改善について

健康日本21（第二次）の具体的な目標

□ 健康日本21（第二次）における5つの基本的な方向性に対応する**具体的な目標**（主要な目標の抜粋）は**表**の通りである。

▶健康日本21（第二次）の具体的な目標（抜粋）

項目		目標（抜粋）
健康寿命の延伸と健康格差の縮小		平均寿命の増加分を上回る健康寿命の延伸
		都道府県の健康格差の縮小
生活習慣病の発症予防と重症化予防	がん	①75歳未満のがんの年齢調整死亡率の減少 ②がん検診の受診率の向上
	循環器疾患	①脳血管疾患・虚血性心疾患の年齢調整死亡率の減少 ②高血圧の改善（収縮期血圧：男性134mmHg、女性129mmHgに） ③脂質異常症の減少 ④メタボリックシンドロームの該当者および予備群の減少（25％減） ⑤特定健康診査・特定保健指導の実施率の向上
	糖尿病	①合併症（糖尿病腎症による透析導入患者数）の減少 ②治療継続者の割合の増加 ③血糖コントロール指標におけるコントロール不良者の割合の減少 ④糖尿病有病者の増加の抑制 ⑤循環器疾患の④および⑤と同
	慢性閉塞性肺疾患	①慢性閉塞性肺疾患（COPD）の認知度の向上（25％→80％へ）
社会生活を営むために必要な機能の維持・向上	こころの健康	①自殺者の減少（人口10万当たり21.0→19.4へ） ②気分障害・不安障害に相当する心理的苦痛を感じている者の割合の減少 ③メンタルヘルスに関する措置を受けられる職場の割合の増加 ④小児科医・児童精神科医の割合の増加
	次世代の健康	①健康な生活習慣を有する子どもの割合の増加 ②適正体重の子どもの増加
	高齢者の健康	①介護保険サービス利用者の増加の抑制 ②認知機能低下ハイリスク高齢者の把握率の向上 ③ロコモティブシンドロームを認知している国民の割合の増加 ④高齢者の社会参加の促進

項目		目標(抜粋)
健康を支え、守るための社会環境の整備		①地域のつながりの強化 ②健康づくりを目的とした活動に主体的に関わっている国民の割合の増加
生活習慣および社会環境の改善	栄養・食生活	①適正体重を維持している者の増加(**肥満、やせの減少**) ②適切な量と質の食事をとる者の増加 　・<u>食塩</u>摂取量の減少(10.6g→8g／成人・1日平均) 　・<u>野菜</u>摂取量の増加(282g→350g／成人・1日平均) ③<u>共食</u>の増加(食事を1人で食べる子どもの割合の減少)
	身体活動・運動	①日常生活における歩数の増加 ②<u>運動習慣者</u>の割合の増加
	休養	①<u>睡眠</u>による休養を十分とれていない者の減少 ②週労働時間60時間以上の雇用者の割合の減少
	飲酒	①生活習慣病のリスクを高める量を飲酒している者の割合の減少 ②未成年者・<u>妊娠中の飲酒</u>をなくす(いずれも0%へ)
	喫煙	①成人の喫煙率の減少(20.1%→12%へ) ②未成年者・妊娠中の喫煙をなくす(いずれも0%へ) ③<u>受動喫煙</u>の機会を有する者の割合の減少
	歯・口腔の健康	①口腔機能の維持・向上 ②<u>歯の喪失防止</u>(80歳で20歯以上**25.0%→50%**へ)

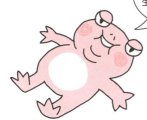

メタボの人やその予備群の減少は、生活習慣病対策における重要な課題だね

 つかえる知識になったかな？

健康日本21で慢性閉塞性肺疾患(COPD)対策の目標とされているのはどれか。

1．治療継続者の割合の増加
2．年齢調整死亡率の減少
3．合併症の減少
4．認知度の向上

こたえは **P.137**だよ

 P.133のこたえ
3
✕1＆2＆4：いずれも「健やか親子21(第2次)」の基盤課題である。
○3：健康日本21の目的として掲げられている。

2 保健活動 母子保健①（母子保健法）

出題基準との対応 III-11-B

絶対覚える!!
- ▶ 母子保健施策の主体
- ▶ 母子保健法の主要な規定
- ▶ 妊娠の届出の届出先と母子健康手帳の交付元

母子保健法の概要

☐ **母子保健法**は、**母性**、**乳児**および**幼児**の健康の保持・増進を図るため、**保健指導**、**健康診査**、**医療**などの措置を講じ、国民保健の向上に寄与することを目的とした法律である。

☐ 原則として、**母子保健施策の主体は市町村**（市町村保健センター）であり、妊産婦・乳幼児等の健康診査や訪問指導を行う。都道府県（保健所）は、先天性代謝異常検査など、より専門的なサービスを担う。

母子保健法の主要な規定

☐ 新生児・未熟児の**訪問指導**：**市町村長**は、新生児（または未熟児）に対し、必要に応じて医師、保健師、助産師などの職員に訪問指導を行わせる。

☐ 妊産婦の**訪問指導**：**市町村長**は、保健指導を要する妊産婦について、医師、助産師、保健師などの職員に訪問指導を行わせる。また妊娠・出産に支障を及ぼすおそれのある疾病の疑いがある者には、医師・歯科医師の診療を受けることを勧奨する（要医療妊産婦の援助）。

☐ 幼児の**健康診査**：**市町村**は1歳6か月児健診、3歳児健診を行わねばならない。

☐ 妊産婦・乳幼児の**健康診査**：**市町村**は必要に応じ、妊産婦・乳幼児に対して**健康診査**を行い、または勧奨しなければならない。

☐ **妊娠の届出**：妊娠した者はすみやかに**市町村長**に届け出なければならない。

☐ **母子健康手帳**の交付：**市町村**は、妊娠の届出者に対し**母子健康手帳**を交付しなければならない。

☐ **低体重児**の届出：体重が**2,500g未満**の乳児が出生した場合、保護者は出生の日時や体重などをすみやかに**市町村**に届け出なければならない。

☐ 未熟児の**養育医療**：市町村は、養育のため病院・診療所に入院の必要がある

未熟児（2,000g以下）に対し、医療または医療にかかる費用を給付する。
- **母子健康センターの設置**：市町村は必要に応じ、**母子健康センター**を設置するように努めなければならない。

各種届出と母子健康手帳

- 妊娠・出産に関連する**届出**の規定は**表**の通りである。
- **母子健康手帳**は、妊娠の届出をした者に対して交付される、妊産婦・乳幼児の健康を**継続的**に**記録**して**管理**するための手帳である。
- 母子健康手帳の内容は、**母子保健法施行規則**により定められている。

▶妊娠・出産に関連する各種の届出と規定

届出の種類	届出先	手続き対象者	期限	手続きの根拠
妊娠の届出	市町村長	妊娠者	すみやかに届出	母子保健法
低体重児の届出	市町村	保護者	すみやかに届出	母子保健法
出生届	市町村長	父または母、同居者、出産に立ち会った医師・助産師など	14日以内に届出	戸籍法
死産届	市町村長	父、母、同居者、立ち会った医師・助産師など	7日以内に届出	「死産の届出に関する規程」

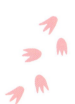

問題 つかえる知識になったかな？

母子保健法に基づく事業**でない**のはどれか。

1. 妊娠の届出による母子健康手帳の交付
2. 育成医療の給付
3. 妊産婦の訪問指導と要医療妊産婦への援助
4. 乳幼児の健康診査

こたえは P.139 だよ

A P.135 のこたえ 4

- ✕ 1 & 3：糖尿病対策としてあげられている。
- ✕ 2：がんや循環器疾患対策としてあげられている。
- ○ 4：COPD対策として認知度向上が目標とされている。

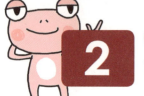

2 保健活動 母子保健②(母体保護法)

出題基準との対応 Ⅲ-11-B

絶対覚える!!

▶ 母体保護法の前身となった法律
▶ 母体保護法の主要な規定
▶ 人工妊娠中絶が適用になる妊娠週数

母体保護法の概要

- □ **母体保護法**は、**不妊手術**および**人工妊娠中絶**に関する事項を定めることにより、母性の生命健康を保護することを目的とした法律である。
- □ 本法は、**優生保護法**が1996(平成8)年に改正されて制定された法律である。優生保護法では「不良な子孫の出生の防止」が目的の1つにあげられていたが、母体保護法ではこの思想に基づく部分が削除された。
- □ **不妊手術**とは、生殖腺を除去することなしに、**生殖を不能**にする手術のことをいう。
- □ **人工妊娠中絶**とは、胎児が、母体外において生命を保続することのできない時期(**満22週未満**)に、人工的に、**胎児およびその附属物**を母体外に排出することをいう。

母体保護法の主要な規定

- □ **不妊手術**:医師は本人の同意および配偶者があるときはその同意を得て、次の場合に不妊手術を行うことができる。
  ①妊娠または分娩が**母体の生命に危険を及ぼす**おそれがある場合。
  ②現に数人の子を有し、かつ分娩ごとに**母体の健康度が著しく低下**するおそれがある場合。
- □ **人工妊娠中絶**:都道府県医師会の指定する医師(**指定医師**[**母体保護法指定医**])は、本人および配偶者の同意を得て、次の場合に人工妊娠中絶を行うことができる。
  ①妊娠の継続または分娩が**身体的**または**経済的理由**により母体の健康を著しく害するおそれがある場合。
  ②暴行もしくは脅迫によって、または抵抗もしくは拒絶することができない間に**姦淫**されて妊娠した場合。
- □ **受胎調節の実地指導**:避妊用の器具を使用する**受胎調節**の実地指導は、**医師**、都道府県知事の指定を受けた**助産師**、**保健師**または**看護師**(=都道府県知事の

認定する講習を終了した**受胎調節実地指導員**）が行う。ただし、子宮腔内に避妊用の器具を挿入する行為は**医師**のみが行う。

□ **届出**：医師または指定医師は、不妊手術・人工妊娠中絶を行った場合は、その月中の手術の結果を取りまとめて翌月10日までに**都道府県知事**に届け出なければならない。

●母性に関連する主な法律と規定内容

法律	主な規定内容
母子保健法 (P.136)	・妊産婦・乳児・幼児の**保健指導**・**健康診査** ・妊産婦・未熟児・新生児の**訪問指導** ・**妊娠の届出** ・**母子健康手帳**の交付 ・養育医療（未熟児に対する医療給付） ・母子健康センターの設置
母体保護法 (P.138)	・不妊手術 ・**人工妊娠中絶** ・**受胎調節の実地指導**
母子及び父子並びに 寡婦福祉法 (P.60)	・福祉資金の貸与 ・母子・父子福祉施設の設置
労働基準法 (P.148)	・**産前・産後休業** ・妊婦の軽易な業務への配置転換 ・妊産婦の時間外・休日・深夜業務の制限 ・妊産婦の**危険有害業務の就業制限** ・**育児時間** ・生理休暇
育児・介護休業法 (P.154)	・**育児休業**、介護休業 ・子の看護休暇 ・勤務時間短縮などの措置（3歳に満たない子のいる者）
男女雇用機会均等法 (P.152)	・雇用分野の男女の均等な機会と待遇の確保 ・妊産婦が保健指導や健康診査を受ける時間の確保 ・妊産婦の勤務時間の変更（時差通勤など） ・妊産婦の勤務の軽減など
児童福祉法 (P.58)	・児童福祉施設（助産施設など）への入所

 つかえる知識になったかな？

母体保護法に規定されているのはどれか。

1. 新生児の訪問指導
2. 助産施設への入所
3. 受胎調節の実地指導
4. 妊産婦の危険有害業務の就業制限

こたえは P.141だよ

A P.137のこたえ 2
○ 1 & 3 & 4：いずれも母子保健法に規定されている。
× 2：育成医療は身体障害児に対する医療給付で、障害者総合支援法に規定されている。母子保健法に規定があるのは未熟児の養育医療である。

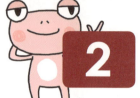

出題基準との対応 **Ⅲ-11-B**

2 保健活動 母子保健③（健やか親子21）

絶対覚える!!

▶ 健やか親子21の位置づけ
▶ 健やか親子21（第2次）の基盤課題と重点課題
▶ 近年の母子保健を取り巻く状況

健やか親子21の概要

- ☐ <u>健やか親子21</u>は、2001（平成13）年から開始された、<u>母子の健康水準</u>を向上させるための様々な取り組みを推進する<u>国民運動計画</u>である。
- ☐ 国民の健康づくり運動である<u>健康日本21</u>の一翼を担うものとして位置づけられている。

健やか親子21（第1次）の概要

- ☐ <u>健やか親子21（第1次）</u>は、母子保健の現状を踏まえ、今後取り組むべき課題や方向性を提示することを目的に、2001〜2014（平成13〜26）年に実施された。
- ☐ 健やか親子21（第1次）では以下の**4つの課題**が示され、それぞれに具体的な目標が設定された。

  ①**思春期の保健対策**の強化と健康教育の推進
  ②**妊娠・出産**に関する安全性と快適さの確保と**不妊**への支援
  ③**小児保健医療水準**を維持・向上させるための環境整備
  ④**子どもの心**の安らかな発達の促進と**育児不安**の軽減

健やか親子21（第2次）の概要

- ☐ 2015（平成27）年度からは、第1次の最終評価結果に基づく現状の課題を踏まえた<u>健やか親子21（第2次）</u>が開始された（〜2024［平成36］年度までの計画）。
- ☐ 健やか親子21（第2次）では、**「すべての子どもが健やかに育つ社会の実現」**を目標とし、地域や家庭環境等の違いにかかわらず、すべての国民が同一水準の母子保健サービスを受けられることを目指す。

- ☐ これらの実現に向けて、**3つの**<u>基盤課題</u>と**2つの**<u>重点課題</u>が設定されている。

- ☐ 3つの基盤課題：

    基盤課題A：**切れ目ない**妊産婦・乳幼児への保健対策
    基盤課題B：**学童期・思春期**から成人期に向けた保健対策
    基盤課題C：子どもの健やかな成長を見守り育む**地域づくり**

- ☐ 2つの重点課題：

    重点課題①：**育てにくさ**を感じる親に寄り添う支援
    重点課題②：妊娠期からの**児童虐待防止対策**

●母子保健を取り巻く状況

<母子保健を取り巻く状況>
- **少子化**の進行
- 晩婚化・晩産化と**未婚率の上昇**
- 核家族化、**育児の孤立化**など
- **子どもの貧困**
- 母子保健領域における**健康格差**
  （小学生の肥満児の割合、3歳児のむし歯など）

<健やか親子21（第1次）の最終評価で悪化した指標>
- 10歳代の**自殺率**
- 全出生数中の**低出生体重児**の割合

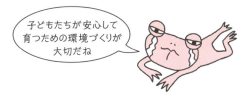

子どもたちが安心して育つための環境づくりが大切だね

つかえる知識になったかな？

健やか親子21（第1次）の最終評価で悪化がみられた指標はどれか。**2つ選べ。**

1. 10歳代の性感染症の罹患率
2. 10歳代の自殺率
3. 全出生数中の低出生体重児の割合
4. むし歯のない3歳児の割合
5. 妊娠中の喫煙率

こたえは P.143 だよ

A P.139 のこたえ **3**
✕1：母子保健法に規定がある。
✕2：助産施設は児童福祉施設で、児童福祉法に規定がある。
○3：母体保護法に規定がある。 ✕4：労働基準法に規定がある。

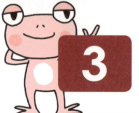

出題基準との対応 Ⅲ-11-D

3 保健活動 学校保健（学校保健安全法）

絶対覚える!!

▶ 学校保健安全法の主要な規定
▶ 学校における健康診断の対象者と実施者
▶ 主な学校感染症（第二種）と出席停止の日数

学校保健安全法の概要

- □ **学校保健安全法**は、学校における児童生徒等、職員の健康の保持増進、また児童生徒等の安全を図るため、学校における<u>保健管理</u>・<u>安全管理</u>に関して必要な事項を定めた法律である。
- □ 従来の<u>学校保健法</u>に、安全管理に関する事項を盛り込んで2009（平成21）年に本法が施行された。
- □ 本法において「児童生徒等」とは、学校に在学する幼児、児童、生徒または学生のことを指す。

学校保健安全法の主要な規定

- □ **学校保健計画の策定**：学校は、児童生徒等と職員の<u>健康診断</u>、<u>環境衛生検査</u>（換気や採光、照明、保温、清潔保持などについての検査）、児童生徒等に対する指導、その他保健に関する事項について**計画**（<u>学校保健計画</u>）を策定し、実施しなければならない。
- □ **保健室**：学校には、<u>健康診断</u>、<u>健康相談</u>、<u>保健指導</u>、<u>救急処置</u>、その他の保健に関する措置を行うため、<u>保健室</u>を設けるものとする。
- □ **健康診断**：<u>就学時健康診断</u>、児童生徒等の健康診断（定期・臨時）、職員の健康診断（定期・臨時）について定めている（**表**）。
- □ **出席停止**：校長は、感染症に罹患している、または罹患の疑い・おそれのある児童生徒等の<u>出席</u>を<u>停止</u>させることができる。
- □ 学校における感染症の<u>出席停止基準</u>は、学校保健安全法施行規則に基づき**表**の通り定められている。
- □ **臨時休業**：学校の設置者は、感染症の予防上必要があるときは、<u>臨時</u>に、学校の全部または一部の<u>休業</u>を行うことができる。

●学校保健安全法に基づく健康診断

健診の種類	就学時健康診断	定期健康診断	臨時健康診断	職員健康診断
対象者	小学校就学予定者	児童生徒等	児童生徒等	学校職員
実施者	市町村教育委員会	学校	学校	学校の設置者
実施時期	就学前年度の11月30日までに実施	毎学年6月30日までに実施	食中毒発生時など、必要が生じた際に実施	毎学年、適切な時期に実施（臨時に行う場合もある）
主な内容	栄養状態、脊柱・胸郭の疾病・異常の有無、視力・聴力、などに加え、定期健診では身長・体重など		必要な検査項目を実施	身長・体重・腹囲、視力・聴力、結核の有無など

●学校感染症の種類と出席停止の基準

(2015[平成27]年1月現在)

種類	該当する感染症	出席停止基準
第一種	感染症法の1類感染症・2類感染症（結核を除く）	治癒するまで。
第二種	インフルエンザ＊	発症後5日かつ解熱後2日（幼児は3日）を経過するまで。
	百日咳	特有の咳が消失するまで。または5日間の抗菌性物質製剤による治療が終了するまで。
	麻疹	解熱後3日を経過するまで。
	流行性耳下腺炎	耳下腺、顎下腺または舌下腺の腫脹発現後5日を経過し、かつ、全身状態が良好になるまで。
	風疹	発疹が消失するまで。
	水痘	すべての発疹が痂皮化するまで。
	咽頭結膜熱	主要症状の消退後2日を経過するまで。
	結核 髄膜炎菌性髄膜炎	学校医等の医師が感染のおそれがないことを認めるまで。
第三種	細菌性赤痢、腸管出血性大腸菌感染症、腸チフス、流行性角結膜炎など	学校医等の医師が感染のおそれがないことを認めるまで。

＊：特定鳥インフルエンザおよび新型インフルエンザ等感染症を除く。

 つかえる知識になったかな？

学校保健安全法に規定されて<u>いない</u>のはどれか。

1. 学校給食
2. 健康相談
3. 学校環境衛生
4. 健康診断

こたえは P.145 だよ

A P.141 のこたえ　2 & 3

✕ 1 & 4：いずれも改善された（目標を達成した）。
○ 2 & 3：いずれも悪化した。
✕ 5：目標は達成されていないが改善された。

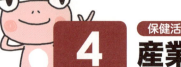

出題基準との対応 **Ⅲ-11-H**

4 保健活動
産業保健①（労働衛生の現状）

絶対覚える!!

▶ 業務上疾病で最も多い疾病とその割合
▶ 精神障害による労災認定件数の近年の傾向
▶ ワーク・ライフ・バランス憲章が目指す社会

労働災害と業務上疾病の発生状況

☐ 日本における<u>労働災害</u>による2014（平成26）年の死傷者数は<u>1,057人</u>となっている。

☐ <u>業務上疾病者</u>は、2014（平成26）年においては<u>7,415人</u>で、近年は増減を繰り返している。

☐ <u>業務上疾病</u>とは、労働基準法施行規則に定められた範囲の疾病で、特定の職業に従事することにより罹患、もしくは罹患する確率の高くなる疾病（<u>職業性疾病</u>）の総称である。

☐ 業務上疾病の内訳は、**負傷に起因する疾病**が全体の**約7割**を占め、この中でも**約6割**（61.8%）を<u>災害性腰痛</u>が占める（**図**）。

☐ <u>石綿</u>による<u>肺がん</u>と<u>中皮腫</u>の労災認定件数は2000（平成12）年以降急激に増加したが、2006（平成18）年をピークに<u>減少傾向</u>となっている。

☐ 2014（平成26）年における労災保険給付支給決定件数は、肺がんが390人で微増、中皮腫が528人で横ばいとなっている。

☐ <u>脳・心臓疾患</u>の労災認定件数は、2002（平成14）年以降<u>300人前後</u>の高い水準で推移している。2014（平成26）年は277人となっている。

☐ <u>精神障害</u>による労災認定件数は<u>増加傾向</u>にあり、2010（平成22）年以降は、脳・心臓疾患の労災認定件数を上回り、2014（平成26）年には<u>497人</u>と<u>過去最高値</u>を更新した（**図**）。

ワーク・ライフ・バランス

☐ <u>ワーク・ライフ・バランス</u>とは、**仕事と生活の調和**を指す語である。

☐ **仕事と生活の調和のとれた社会**とは、「国民一人ひとりがやりがいや充実感を感じながら働き、仕事上の責任を果たすとともに、家庭や地域生活などにおいても、

人生の各段階に応じて<u>多様な生き方</u>が選択・実現できる社会」であるとされる。

☐ 日本においては、人々の働き方に関する意識や環境が、社会経済構造の変化に必ずしも適応しきれず、仕事と生活が両立しにくい現実に直面している状況に対し、内閣府を中心とした官民トップ会議において、2007（平成19）年に<u>ワーク・ライフ・バランス憲章</u>が策定された。

☐ <u>ワーク・ライフ・バランス憲章</u>では、次のような社会を目指すべきとされた。
　①就労による<u>経済的自立</u>が可能な社会
　②健康で豊かな生活のための<u>時間が確保できる</u>社会
　③<u>多様な働き方</u>・<u>生き方</u>が選択できる社会

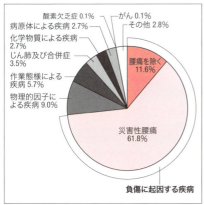

（資料：厚生労働省「業務上疾病調べ」）

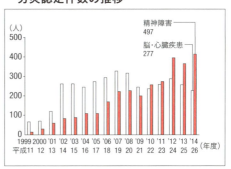

（資料：厚生労働省「脳・心臓疾患及び精神障害等に係る労災補償状況」）

問題　つかえる知識になったかな？

平成26年における業務上疾病で最も多いのはどれか。

1. 物理的因子による疾病
2. じん肺及び合併症
3. 病原体による疾病
4. 負傷に起因する疾病

こたえは P.147 だよ

P.143のこたえ　1
×1：学校給食については学校給食法に規定されている。
○2＆3＆4：いずれも学校保健安全法に規定がある。

7 保健活動
4 産業保健①（労働衛生の現状）

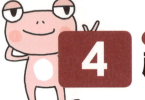

出題基準との対応 **IV-12-D-a**

4 産業保健②（労働基準法）

保健活動

絶対覚える!!

- ▶ 労働基準法によって定められるもの
- ▶ 労働基準法に定められた労働時間・休憩時間
- ▶ 年少者に対する保護規定

労働基準法の概要

- □ **労働基準法**は、労働者が<u>人たるに値する生活</u>を営むための必要を充たすべき最低限の<u>労働</u>に関する諸条件（賃金や就業時間、休憩など）を定めた法律である。

一般労働者に対する主要な労働規定

- □ **労働条件の決定**：労働条件は、労働者と使用者が<u>対等の立場</u>において決定すべきものである。
- □ **男女同一賃金の原則**：使用者は、労働者が<u>女性</u>であることを理由として、賃金について、男性と差別的な取り扱いをしてはならない。
- □ **強制労働の禁止**：暴行、脅迫、監禁、その他精神・身体の自由を不当に拘束する手段で、労働者の意思に反して労働を<u>強制</u>してはならない。
- □ **解雇の予告**：労働者を解雇する場合は、少なくとも<u>30</u>日前に予告しなければならない。
- □ **賃金の支払**：賃金は<u>通貨</u>で直接労働者に全額を支払わなければならない。
- □ **労働時間**：休憩時間を除き、原則として週に<u>40</u>時間、1日に<u>8</u>時間を超えて労働させてはならない（＝<u>法定労働時間</u>）。
- □ **休憩時間**：労働時間が6時間を超える場合は最低<u>45</u>分、8時間を超える場合は最低<u>1</u>時間の休憩時間を労働時間中に与えなければならない。
- □ **休日**：少なくとも<u>毎週1回</u>の休日を与えなければならない。
- □ **時間外・休日・深夜の割増賃金**：使用者が労働者の労働時間を延長、または深夜に労働させた場合は25％（時間外労働が1か月に60時間を超えた場合は50％以上）、休日に労働させた場合は35％の<u>割増賃金</u>を支払わなければならない（割増賃金の代替として有給休暇付与も可）。

- □ **その他**：労働者が業務上の負傷・疾病を負った際の<u>災害補償</u>（<u>療養補償・休業補償・障害補償</u>）についての規定などがある。

年少者に対する保護規定

- □ **最低年齢**：使用者は、<u>15歳未満の者</u>を使用してはならない。
- □ **深夜業の禁止**：満18歳に満たない者を<u>午後10時から午前5時</u>までの間において使用してはならない。
- □ **危険有害業務の就業制限**：満18歳に満たない者を厚生労働省令で定める<u>危険有害業務</u>（有害な原料の取り扱いなど）に就かせてはならない。
- □ **坑内労働の禁止**：満18歳に満たない者に<u>坑内</u>での労働（鉱山やトンネル内での労働）をさせてはならない。

▶日本における労働三法

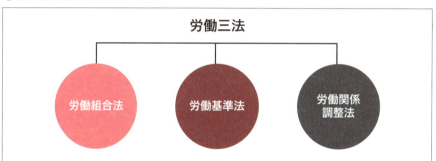

憲法第27条・28条の労働基本権の理念に基づいて制定された3法は、第二次世界大戦後の労使関係を規定し、対等的労使関係の基礎となっている。

問題 つかえる知識になったかな？

労働基準法に定められた1週間の原則の労働時間はどれか。

1. 休憩時間を除き40時間を超えない。
2. 休憩時間を除き55時間を超えない。
3. 休憩時間を含み75時間を超えない。
4. 休憩時間を含み80時間を超えない。

こたえは P.149 だよ

A P.145 のこたえ 4
✕1＆2＆3：いずれも全体の10%未満となっている。
◯4：最も多いのは負傷に起因する疾病で、全体の70%を占め、なかでも災害性腰痛が多い。

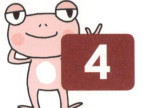

4 産業保健③（労働基準法）

保健活動

出題基準との対応 IV-12-D-a

絶対覚える!!

▶ 妊産婦の危険有害業務などへの就業制限
▶ 産前・産後休業の請求・強制の別
▶ 育児時間の規定

勤労女性に対する保護規定

☐ 労働基準法には労働条件の男女平等が定められているが、**母性保護**のため、**妊産婦**等に対しては一定の保護規定がある（**表**）。

妊産婦に対する使用者の義務（強制規定）

☐ **坑内業務の就業禁止**：**妊娠中**の女性を坑内業務（鉱山やトンネル内における業務）に就かせてはならない。

☐ **危険有害業務の就業禁止**：使用者は、**妊産婦**を妊娠・出産・哺育等に有害な業務に就かせてはならない。

☐ **産後休業**：使用者は、**産後8週間**を経過しない女性を就業させてはならない。ただし、産後6週間を経過した女性が**請求**した場合で、医師が支障がないと認めた業務に就かせることは差し支えない。

妊産婦等の請求に応じた保護規定

☐ **坑内業務の就業制限**：坑内業務に従事しない旨を使用者に**申し出た産後1年未満の女性**を業務に就かせてはならない。

☐ **産前休業**：**6週間**（多胎妊娠の場合は**14週間**）以内に出産する予定の女性が休業を**請求**した場合、使用者はその者を就業させてはならない。

☐ **軽易業務への配置転換**：使用者は、妊娠中の女性が**請求**した場合、他の**軽易な業務**に転換させなければならない。

☐ **時間外・休日・深夜の労働制限**：使用者は、妊産婦が**請求**した場合、**時間外労働・休日労働・深夜業**をさせてはならない。

☐ **育児時間**：生後満1年に達しない生児を育てる女性は、休憩時間のほかに、**1日2回、少なくとも各30分**、その生児を育てるための時間（**育児時間**）を請

求することができる。使用者は、育児時間中はその女性を使用してはならない。

☐ **生理休暇**：使用者は、生理日の就業が著しく困難な女性が休暇を**請求**したときは、その者を生理日に就業させてはならない（生理休暇）。

◯ 労働基準法に基づく勤労女性の保護規定

強制力	内容
使用者が強制的に守らねばならない規定	●妊娠中の女性の坑内業務の禁止 ●妊産婦の危険有害業務の禁止 ●産後休業の取得
妊産婦等からの請求に対して使用者が応じなければならない規定	●産後1年未満の女性の坑内業務の制限 ●産前休業の取得 ●妊娠中の女性の軽易業務への配置転換 ●妊産婦の時間外・休日・深夜労働の制限 ●育児時間の確保 ●生理休暇の取得

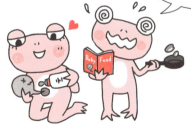

母性に対する法的な保護規定は多岐にわたるよ！P.139の表で確認しよう！

 つかえる知識になったかな？

労働基準法に規定されて**いない**のはどれか。

1. 休憩時間
2. 年少者の労働
3. 介護休業
4. 生理休暇

こたえは **P.151**だよ

A P.147のこたえ **1**

◯1：労働基準法では、休憩時間を除き、原則、週に40時間、1日に8時間を超えて労働させてはならないとされる。
✕2＆3＆4：適切でない。

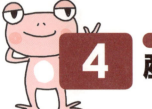

出題基準との対応 **III-11-H**

保健活動
4 産業保健④（労働安全衛生法）

絶対覚える!!

▶ 労働安全衛生法の主たる目的
▶ 産業医に関する規定
▶ トータル・ヘルスプロモーション・プランの概要

労働安全衛生法の概要

- □ **労働安全衛生法**は、<u>労働災害</u>を防ぐための危害防止基準の確立、責任体制の明確化、自主的活動の促進の措置を講じることなどによって、職場における<u>労働者の安全と健康</u>を確保するとともに、快適な職場環境の形成を促進することを目的とした法律である。
- □ **労働災害**とは、労働者が就業中（通勤中も含む）に負傷し、疾病にかかり、または死亡することを指す。
- □ 労働衛生管理の基本（**労働衛生の3管理**）は、①<u>作業環境管理</u>、②<u>作業管理</u>、③<u>健康管理</u>とされる。

労働安全衛生法の主要な規定

- □ **安全管理者**：常時50人以上の労働者を使用する事業場の事業者は、<u>安全管理者</u>を選任し、安全に係る技術的事項を管理させなければならない。
- □ **衛生管理者**：常時50人以上の労働者を使用する事業場の事業者は、<u>衛生管理者</u>を選任し、衛生に係る技術的事項を管理させなければならない。
- □ **産業医**：常時50人以上の労働者を使用する事業場の事業者は、<u>産業医</u>を選任し、その者に労働者の健康管理等を行わせなければならない。
- □ **作業環境測定**：<u>事業者</u>は、有害な業務を行う屋内作業場、その他の作業場において必要な<u>作業環境測定</u>を行い、その結果を<u>記録</u>しておかなければならない。
- □ **作業の管理**：事業者は、労働者の健康に配慮して、労働者の従事する<u>作業を適切に管理</u>するように努めなければならない。
- □ **健康診断**：事業者は労働者に対し、<u>医師による</u><u>健康診断</u>を行わなければならない。
- □ **健康管理手帳**：<u>都道府県労働局長</u>は、がん、その他の重度の健康障害を生じ

るおそれのある業務に従事していた者に対し、離職の際または離職後に、当該業務に係る健康管理手帳を交付するものとする。

トータル・ヘルスプロモーション・プラン

- □ トータル・ヘルスプロモーション・プラン(THP)とは、労働安全衛生法に基づき厚生労働省が中心となって進めている、全労働者を対象とした「心とからだの健康づくり運動」(健康保持増進政策)のことである。
- □ THPは、高年齢労働者の増加、技術革新の進展や就業形態の多様化による労働者のストレス増加(職場不適応状態)などに対応したもので、健康測定の結果に基づき、必要に応じて運動指導、保健指導、メンタルヘルスケア、栄養指導が行われる(図)。

●THPにおける健康づくりスタッフと役割

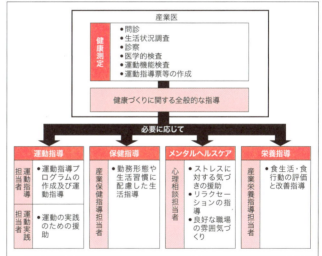

つかえる知識になったかな？

トータル・ヘルスプロモーション・プランの対象はどれか。

1. すべての労働者
2. すべての失業者
3. 健康測定を受ける機会のない者
4. 定年後の無職者

こたえは P.153 だよ

A P.149 のこたえ　3

○ 1 & 2 & 4：いずれも労働基準法に規定がある。
× 3：介護休業について規定しているのは育児・介護休業法である。

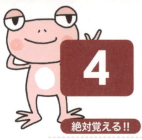

出題基準との対応 **Ⅳ-12-D**

4 産業保健⑤ 保健活動
（男女雇用機会均等法）

絶対覚える!!

▶ 男女雇用機会均等法の目的
▶ 差別的扱いが禁止されている主な事項
▶ 妊娠中・出産後の女性労働者に関する規定

男女雇用機会均等法の概要

☐ **男女雇用機会均等法**（雇用の分野における男女の均等な機会及び待遇の確保等に関する法律）は、法の下の平等を保障する日本国憲法の理念に則り、雇用の分野における男女の均等な機会および待遇の確保を図るとともに、女性労働者の就業に関して妊娠中・出産後の健康の確保を図る等の措置を推進することを目的とした法律である。

男女雇用機会均等法の主要な規定

☐ **性別を理由とする差別の禁止**：事業主は、労働者の募集および採用について、その性別にかかわりなく均等な機会を与えなければならない。

☐ **差別禁止の内容**：事業主は、次に掲げる事項について、労働者の性別を理由として差別的取扱いをしてはならない。
　①労働者の配置、昇進、降格および教育訓練
　②住宅資金の貸付、その他福利厚生の措置
　③労働者の職種および雇用形態の変更
　④退職の勧奨、定年および解雇、労働契約の更新

☐ **婚姻・妊娠・出産等を理由とする不利益取扱いの禁止**：事業主は女性労働者の婚姻・妊娠・出産を退職理由とする規定を定めてはならない。妊娠中の女性労働者および出産後1年を経過しない女性労働者に対してなされた解雇は、無効とする。

☐ **セクシュアル・ハラスメントの防止**：事業主は、職場における性的な言動に対して労働者がとった対応（拒否や抵抗）によってその者が労働条件上の不利益を受けたり、性的な言動により当該労働者の就業環境が害されること（セクシュアル・ハラスメント）のないよう、労働者からの相談に応じ、適切に対応

するために必要な体制の整備、その他の雇用管理上必要な措置を講じなければならない（図）。

- **妊娠中・出産後の健康管理措置**：事業主は、雇用する女性労働者が、**母子保健法**の規定による**保健指導**または**健康診査**を受けるために**必要な時間を確保**することができるようにしなければならない。また、保健指導または健康診査に基づく指導事項を守ることができるようにするため、**勤務時間**の変更、**勤務の軽減**等、必要な措置を講じなければならない。
- **ポジティブ・アクション**：実質的な男女均等取扱いを実現するために、本法に基づいて個々の**企業**が行う**自主的かつ積極的な取り組み**を指す。

▶男女雇用機会均等法に関する相談件数

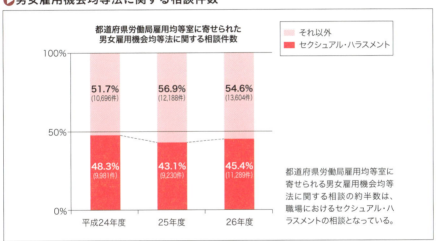

（資料：厚生労働省都道府県労働局雇用均等室）

つかえる知識になったかな？

男女雇用機会均等法の目的はどれか。

1. 女性の最低労働基準の設定
2. 雇用分野における男女差別の解消
3. 介護休暇の取得促進
4. 就業制限業務の規定による女性の保護

こたえは P.155 だよ

A P.151 のこたえ 1

○1：トータル・ヘルスプロモーション・プラン（THP）の対象は、年齢等にかかわらずすべての労働者である。
×2＆3＆4：いずれもTHPの対象ではない。

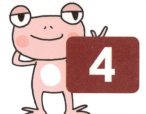

4 保健活動 産業保健⑥（育児・介護休業法）

出題基準との対応 **IV-12-D**

絶対覚える!!

▶ 育児・介護休業法の目的
▶ 育児・介護休業法の主な規定
▶ 育児休業取得率の推移と最新年度の数値

育児・介護休業法の概要

☐ **育児・介護休業法**（育児休業、介護休業等育児又は家族介護を行う労働者の福祉に関する法律）は、少子化対策の観点から、育児または家族の介護を行う労働者の<u>職業生活と家庭生活との両立</u>が図られるよう支援することで、その福祉を増進し、経済および社会の発展に資することを目的とする法律である。

育児・介護休業法の主要な規定

☐ **育児休業**：労働者（父または母）は、事業主に**申し出る**ことにより、子が<u>1歳に達する</u>までの間、<u>育児休業</u>を取得することができる。

☐ ただし、父母が共に育児休業を取得する場合は、子が<u>1歳2か月に達する</u>までの間に1年間、保育所に入所できないなどの一定の理由がある場合には、子が<u>1歳6か月に達する</u>まで取得可能となっている。

☐ 日本における育児休業取得率の推移は**図**の通りである。

☐ **子の看護休暇**：小学校就学前の子を養育する労働者は、子が負傷したり疾病にかかった場合の**子の看護**のために、年に<u>5日</u>（子が2人以上の場合は年に10日）を限度として、事業主に申し出ることで休暇（<u>子の看護休暇</u>）を取得することができる。

☐ **介護休業**：労働者は、事業主に**申し出る**ことにより、要介護状態にある対象家族1人につき、**常時介護**を必要とする状態に至るごとに1回、通算して<u>93日</u>まで<u>介護休業</u>を取得することができる。

☐ **介護休暇**：要介護状態にある対象家族の介護や世話を行う労働者は、年に<u>5日</u>（要介護状態の家族が2人以上の場合は、年に10日）を限度として、事業主に申し出ることで、<u>介護や世話</u>を行うための休暇（<u>介護休暇</u>）を取得することができる。

- **時間外労働・深夜業の制限**：事業主は、小学校入学までの子の養育や、要介護状態にある対象家族の介護を行う労働者が**請求**した場合には、**1か月に24時間、1年に150時間**を超える**時間外労働**をさせてはならない。また、労働者が請求した場合には、**深夜業**をさせてはならない。
- **勤務時間の短縮等の措置**：事業主は、**3歳未満**の子を養育し、または**要介護状態**にある対象家族の介護を行う労働者について、**勤務時間の短縮**等の措置を講じなければならない。
- **不利益取扱いの禁止**：事業主は、育児・介護休業や子の看護休暇、介護休暇等の申出をしたことまたは取得したことを理由に、労働者に対して解雇、その他の**不利益な取扱い**をしてはならない。

▶ 育児休業取得率の推移

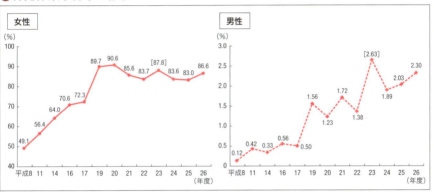

※［］は岩手・宮城・福島を除く全国の結果。　　　（資料：厚生労働省「平成26年度雇用均等基本調査」）

問題　つかえる知識になったかな？

育児・介護休業法で規定されている育児休業で正しいのはどれか。

1. 父母のいずれもが対象となる。
2. 期間は2年間である。
3. 給与が全額保障される。
4. 事業主の義務である。

こたえは **P.157** だよ

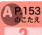
P.153のこたえ　2

✕1＆3＆4：いずれも異なる。
〇2：雇用分野における男女の均等な機会・待遇の確保、女性労働者の妊娠中・出産後の健康の確保を図ることを目的とした法律である。

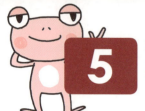

出題基準との対応 **Ⅲ-11-C**

保健活動

5 精神保健（自殺対策基本法）

絶対覚える!!

▶ 自殺対策基本法の目的
▶ 自殺総合対策大綱の要点
▶ 自殺対策の数値目標

自殺対策基本法の概要

☐ **自殺対策基本法**は、日本において自殺による死亡者数が高い水準で推移していることに対し、自殺対策を総合的に推進することで<u>自殺の防止</u>、<u>自殺者の親族等に対する支援</u>の充実を図り、国民が健康で生きがいのある暮らしができる社会の実現に寄与することを目的とした法律である。

自殺対策基本法の主要な規定

☐ **基本理念**：自殺対策の4つの基本理念は次の通りである。
　①自殺対策は、自殺が個人的な問題としてのみとらえられるべきものではなく、その背景に様々な社会的な要因があることを踏まえ、<u>社会的な取り組みとして実施</u>されなければならない。
　②自殺対策は、自殺が多様かつ複合的な原因および背景を有するものであることを踏まえ、単に精神保健的観点からのみならず、<u>自殺の実態に即して実施</u>されるようにしなければならない。
　③自殺対策は、自殺の<u>事前予防</u>、自殺発生の<u>危機への対応</u>および自殺が発生した後または自殺が未遂に終わった後の<u>事後対応</u>の各段階に応じた効果的な施策として実施されなければならない。
　④自殺対策は、<u>国</u>、<u>地方公共団体</u>、<u>医療機関</u>、<u>事業主</u>、<u>学校</u>、自殺の防止等に関する活動を行う<u>民間の団体</u>その他の関係する者の相互の<u>密接な連携</u>のもとに実施されなければならない。

☐ **名誉および生活の平穏への配慮**：自殺対策の実施に当たっては、自殺者および自殺未遂者、それらの者の親族等の<u>名誉および生活の平穏</u>に十分配慮し、これらを不当に侵害することのないようにしなければならない。

☐ **施策の大綱**：政府は、政府が推進すべき自殺対策の指針として、基本的かつ

総合的な自殺対策の大綱（<u>自殺総合対策大綱</u>）を定めなければならない（**表**）。
- **調査研究の推進等**：国および地方公共団体は、自殺の防止等に関し、<u>調査研究</u>を推進し、情報の収集、整理、分析および提供を行うものとする。
- **医療提供体制の整備**：国および地方公共団体は、心の健康の保持に支障があり自殺のおそれがある者に対し、必要な医療が早期かつ適切に提供されるよう、<u>精神科医</u>の診療を受けやすい環境の整備、初期診療や救急医療を行う医師と精神科医との適切な連携の確保等、必要な施策を講ずるものとする。

▶自殺総合対策大綱（平成24年〜）の要旨

<趣旨> 誰も自殺に追い込まれることのない社会の実現を目指す	
自殺総合対策の現状と課題	<u>地域レベルの実践的な取り組み</u>を中心とする自殺対策への転換
自殺総合対策における基本認識	● 自殺は、その多くが<u>追い込まれた末の死</u> ● 自殺は、その多くが防ぐことができる<u>社会的な問題</u> ● 自殺を考えている人は何らかのサインを発していることが多い
当面の重点課題	1. 自殺の実態を明らかにする。 2. 国民一人ひとりの気づきと見守りを促す。 3. 早期対応の中心的役割を果たす人材を養成する。 4. 心の健康づくりを進める。 5. 適切な精神科医療を受けられるようにする。 6. 社会的な取り組みで自殺を防ぐ。 7. <u>自殺未遂者の再度の自殺企図を防ぐ</u>。 8. 遺された人への支援を充実する。 9. <u>民間団体との連携</u>を強化する。
自殺対策の数値目標	平成28年までに、平成17年と比べて<u>自殺死亡率を20%以上減少させる</u>ことを目標とする。

※自殺による死亡の状況についてはP.92参照。

 つかえる知識になったかな？

自殺総合対策における基本認識で正しいのはどれか。

1. 自殺は、その多くが追い込まれた末の死である。
2. 自殺は、その多くが防ぐことができる個人的な問題である。
3. 自殺を考えている人は、何らかのサインを発することができないことが多い。
4. 自殺者の親族への支援は自殺総合対策に含まれない。

こたえは P.159 だよ

 P.155 のこたえ 1：○1 & ×4：父母の申請により適用される。
×2：1年〜1年6か月（条件あり）。
×3：休業中は会社からの給与支払はない（雇用保険からの給付あり）。

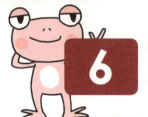

出題基準との対応 Ⅲ-11-F

6 保健活動 がん対策（がん対策基本法）

絶対覚える!!

▶ 死亡原因におけるがんの位置づけ
▶ がん対策基本法の目的と基本的施策
▶ がん対策推進基本計画の要旨

がん対策基本法の概要

□ 日本では1981（昭和56）年以降、**死亡原因の第1位**を**がん**が占めており、今なおがんが国民の生命や健康にとって重大な問題となっている現状に対処するため、**がん対策基本法**が制定された（2006［平成18］年制定）。

□ **がん対策基本法**は、がん対策に関する基本理念を定め、国、地方公共団体等の責務を明らかにし、がん対策の基本事項を定めることにより、**がん対策を総合的かつ計画的に推進**することを目的とした法律である。

がん対策基本法の主要な規定

□ **国・地方公共団体の責務**：国は、がん対策を総合的に策定・実施する責務を有する。地方公共団体は、国との連携を図りつつ、自主的かつ主体的に、その地域の特性に応じた施策を策定・実施する責務を有する。

□ **国民の責務**：国民は、喫煙、食生活、運動その他の**生活習慣**が健康に及ぼす影響等の**正しい知識**をもち、**がん予防に必要な注意**を払うよう努め、必要に応じて**がん検診**を受けるよう努めなければならない。

□ **医師等の責務**：医師その他の医療関係者は、国や地方公共団体が講ずるがん対策に協力し、がんの予防に寄与するよう努め、がん患者の置かれている状況を深く認識し、**良質かつ適切ながん医療**を行うよう努めなければならない。

□ **がん対策推進基本計画**：政府は、がん対策の総合的かつ計画的な推進を図るため、**がん対策推進基本計画**を策定する。

□ **都道府県がん対策推進計画**：都道府県は、当該都道府県におけるがん患者に対するがん医療の提供の状況等を踏まえ、**都道府県がん対策推進計画**を策定する。

□ **基本的施策**：本法における**基本的施策**は次の通りである。

①がん予防および早期発見の推進（がん検診の質の向上など）
②がん医療の均てん化の促進（医療機関の整備、専門知識や技能を有する医師・医療従事者の育成、がん患者の療養生活の質の維持向上など）
③研究の推進（治験の促進など）

がん対策推進基本計画

□ 政府によって策定されるがん対策推進基本計画は、最低5年ごとに見直しが行われ、その内容に基づきがん対策が推進されている（表）。

●がん対策推進基本計画（平成24年度〜）の概要

	<趣旨> がん患者を含む国民が、がんを知り、がんと向き合い、がんに負けることのない社会を目指す
重点課題	①放射線・化学・手術療法のさらなる充実とこれらを専門的に行う医療従事者の育成 ②がんと診断されたときからの緩和ケアの推進 ③がん登録*1の推進 ④働く世代や小児へのがん対策の充実*2
全体目標	①がんによる死亡者の減少（75歳未満の年齢調整死亡率の20%減少） ②すべてのがん患者・家族の苦痛の軽減と療養生活の質の維持向上 ③がんになっても安心して暮らせる社会の構築*2
個別目標 （抜粋）	• **がんの予防**：平成34年度までに、成人喫煙率を12%、未成年者の喫煙率を0%、受動喫煙については、行政機関・医療機関は0%、家庭は3%、飲食店は15%、職場は平成32年までに受動喫煙のない職場を実現する。 • **がんの早期発見**：がん検診（胃・肺・大腸・乳・子宮頸）の受診率を5年以内に50%（胃、肺、大腸は当面40%）を達成する。 • **小児がん***2：5年以内に小児がん拠点病院を整備する。 • **がんの教育・普及啓発***2：子どもに対するがん教育のあり方を検討する。 • **がん患者の就労を含めた社会的な問題***2：がんになっても安心して働き暮らせる社会の構築を目指す。

*1：がん登録＝医療機関にがん患者の情報提供を義務づける「がん登録推進法」が2013（平成25）年に成立している。
*2：平成24年度の改定で新たに盛り込まれたもの。

 つかえる知識になったかな？

がん対策基本法の基本的施策でないのはどれか。

1．がん専門医の育成
2．がんの早期発見の推進
3．がん医療の無償化
4．がん患者の療養生活の質の向上

こたえは P.161 だよ

A P.157 のこたえ 1：○1：選択肢の通り。×2：社会的な問題である。
×3：何らかのサインを発していることが多い。
×4：自殺者の親族への支援の充実は重点課題である。

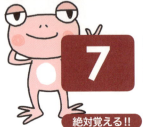

7 保健活動 難病対策（難病法）

出題基準との対応 Ⅲ-11-G

絶対覚える!!
- ▶ 日本における難病対策の変遷
- ▶ 難病・指定難病の定義
- ▶ 難病法による医療費の助成対象疾患数

難病対策と難病法の概要

☐ 日本における主な難病対策は、1972（昭和47）年に成立した**難病対策要綱**に基づいて推進されてきたが、患者の増加、ニーズの多様化などを受け、2014（平成26）年に**難病法**が成立し、難病対策が**法制化**された（施行は2015［平成27］年1月）。

☐ **難病法**（難病の患者に対する医療等に関する法律）は、難病の患者に対する医療等に関して必要な事項を定め、難病の患者に対する**良質かつ適切な医療の確保**および難病の患者の**療養生活の質の維持向上**を図ることを目的とした法律である。

☐ 難病とは、①**発病の機構**が明らかでなく、かつ、②**治療方法**が確立しておらず、③**希少**な疾病であって、④**長期の療養**を必要とするものをいう。

☐ 難病法の成立に伴い、医療費の助成対象疾患（特定疾患治療研究事業の対象疾患だったもの）は、56疾患から306疾患（2015［平成27］年7月現在）となり、**指定難病**と呼称されるようになった。

☐ **指定難病**は、難病の条件①～④に加え、⑤患者数が日本において**一定の人数**（人口の約0.1％程度）に達しておらず、⑥客観的な**診断基準**（またはそれに準ずるもの）が確立している疾患とされる。

難病法の主要な規定

☐ **指定医療機関の指定**：**都道府県知事**は、指定難病に係る医療を実施する医療機関（**指定医療機関**）を指定する。

☐ **支給認定の申請**：医療費の支給を受けようとする指定難病の患者またはその保護者は、都道府県知事の定める医師（**難病指定医**）の診断書を添えて、居住地の**都道府県**に申請しなければならない（難病指定医以外の医師が診断・記載

した診断書では申請できない）。

- **特定医療費の支給**：**都道府県**は、支給認定を受けた指定難病の患者が、その疾患のために指定医療機関で受けた医療等（**特定医療**）に対して、患者またはその保護者に対して**特定医療費**を支給する。
- 特定医療費の支給に要する費用は**都道府県**が支払い、**国**はその**半分**を負担する（都道府県と国との折半）。
- **医療費の自己負担割合**：原則**2**割負担となるが、自己負担の上限額が設定されている（**図**）。
- **難病総合支援センター**の**設置**：難病患者の療養生活の質の維持向上を支援することを目的とし、都道府県が設置する。

●指定難病に対する医療費の自己負担の例

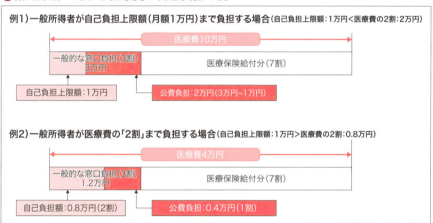

 つかえる知識になったかな？

指定難病について正しいのはどれか。

1. 原因は判明している。
2. 診断基準が確立していない。
3. 治療方法は確立している。
4. 医療費の公費負担がある。

こたえは
P.163 だよ

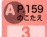

○1＆2＆4：いずれも基本的施策に該当する。
✕3：がん医療の均てん化（どこでも同じレベルのがん医療を受けられること）が推進されている。

8 生活習慣病の予防①

保健活動　　出題基準との対応 Ⅲ-11-E

絶対覚える!!
- ▶生活習慣病の定義
- ▶主な生活習慣病
- ▶主な生活習慣病の現状

生活習慣病とは

- □ <u>生活習慣病</u>とは、「**食生活、運動習慣、休養、飲酒等の生活習慣が、その発症・進行に関与する疾患群**」と定義され、早期発見・早期治療に加え、生活習慣の改善による<u>発症予防</u>を念頭に導入された疾患概念である。

- □ 生活習慣病の発症予防の具体的な施策として、2000 [平成12] 年には<u>健康日本21</u>（21世紀における国民健康づくり運動）が開始され、生活習慣病に関する具体的な目標値が設定された（P.134参照）。
- □ 主な生活習慣病には、<u>**がん**</u>、<u>**糖尿病**</u>、<u>**高血圧症**</u>、<u>**脂質異常症**</u>、<u>**肥満**</u>（やせ）、<u>**脳卒中**</u>、<u>**心臓病**</u>などがある。

主な生活習慣病の現状

- □ 平成23年の患者調査によると、傷病別の総患者数は、**高血圧性疾患**<u>907万人</u>、**糖尿病**<u>270万人</u>、**心疾患**<u>161万人</u>、**脳血管疾患**<u>124万人</u>、**悪性新生物**<u>153万人</u>で、これらに係る医療費の合計は<u>8兆9,288億円</u>（医科診療医療費の<u>31.5</u>%）となっている（平成24年度国民医療費）。

- □ **糖尿病**：平成24年の国民健康・栄養調査によると、糖尿病が強く疑われる者・糖尿病の可能性が否定できない者は合わせて<u>2,050万人</u>と推定されている。また<u>糖尿病性腎症</u>は、<u>透析導入</u>の原因疾患として<u>第1位</u>（<u>43.8</u>%）となっている。
- □ **高血圧症**：高血圧の年齢階級別受療率は、<u>40歳代後半</u>から急激に上昇する。自覚症状がほとんどない一方で、脳血管疾患や虚血性心疾患、慢性心不全などの<u>循環器疾患</u>の**危険因子**となることから対策が必要となる。
- □ **脂質異常症**：虚血性心疾患の発症・死亡リスクを高める原因となる。平成25年の国民健康・栄養調査によると、総コレステロール値が240mg/dL以上の者の割合は、40〜79歳の<u>男性で11.3</u>%、<u>女性で19.9</u>%となっている。年齢階級

別受診率は、40歳代後半から急激に上昇する。

- 肥満・やせ：日本肥満学会の定義では、BMI25以上を肥満、BMI18.5未満をやせとしている。平成25年の国民健康・栄養調査によると、肥満者の割合は男性28.6％、女性20.3％で、男性では40歳代（34.9％）が最も高く、次いで50歳代（31.1％）の順である。やせの者の割合は、男性4.7％、女性12.3％で、女性では20歳代（21.5％）、30歳代（17.6％）で高くなっている。
- 脳卒中：脳出血・くも膜下出血・脳梗塞がある。1980（昭和55）年までの30年間、日本人の死亡原因の第1位を占めていたが、近年では第3位以下となっている。介護が必要となる原因の第1位（18.5％）を占める（図）。
- 心臓病：狭心症や心筋梗塞などの虚血性心疾患の死亡数が、心疾患による死亡数全体の約4割を占め、死亡原因の第2位となっている（2013［平成25］年）。

●介護が必要となった原因

(2013［平成25］年)

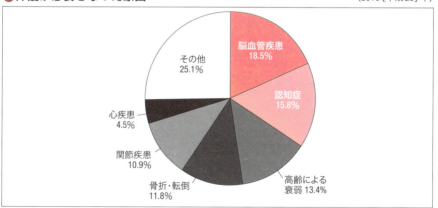

（資料：厚生労働省「平成25年国民生活基礎調査」）

つかえる知識になったかな？

生活習慣病はどれか。

1. 老視
2. インフルエンザ
3. 気管支喘息
4. 歯周病

こたえは P.165 だよ

P.161 のこたえ　**4**

✗1＆2＆3：指定難病は、①発病機構不明、②治療法未確立、③希少疾患、④長期療養が必要、⑤患者数が一定数以下、⑥診断基準が確立している疾患。
〇4：難病法に基づく公費負担がある。

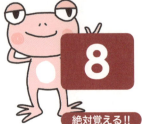

出題基準との対応 **Ⅲ-11-E**

8 保健活動 生活習慣病の予防②

絶対覚える!!
- ▶ 3大栄養素の摂取バランス
- ▶ 日本人の食塩摂取量と目標値
- ▶ 朝食の欠食率の高い年代

生活習慣：栄養の状況（平成25年国民健康・栄養調査）

- ☐ **エネルギー摂取量の平均値**：10年間でおおむね<u>減少傾向</u>にある（**図**）。また、エネルギー摂取量に占める<u>脂質</u>の割合は、年齢が高くなるほど<u>低く</u>なる。
- ☐ 「日本人の食事摂取基準（2015年版）」が推奨するエネルギー産生栄養素（3大栄養素）の摂取バランスは**表**の通りである。
- ☐ **主な食品群別摂取量**：10年前と比較して、どの年代も<u>魚介類</u>の摂取量は<u>減少傾向</u>、<u>肉類</u>の摂取量は<u>増加傾向</u>にある。
- ☐ **食品群の組み合せの状況**：3食ともに、穀類、魚介類・肉類・卵・大豆（大豆製品）、野菜を<u>組み合せて食べている者</u>は男性で38.4%、女性で36.5%である。年齢階級別の割合では男女とも<u>若いほど</u><u>低い</u>傾向にある。
- ☐ 「健康日本21（第二次）」における1日の野菜摂取量の目標値（平均値）は<u>350 g</u>となっている（2010［平成22］年時点の現状は282g）。
- ☐ **食塩摂取量**：成人の1日の<u>食塩</u>摂取量の平均値は男性11.1g、女性9.4gで、男女ともに<u>減少傾向</u>にある。
- ☐ 「健康日本21（第二次）」における1日の食塩摂取量の**目標値**は、男女ともに<u>8 g</u>、「日本人の食事摂取基準（2015年版）」（成人）では<u>男性8 g未満、女性7 g未満</u>となっている。
- ☐ 「日本人の食事摂取基準（2015年版）」によるその他の主な栄養素の1日の摂取推奨量（成人）は次の通りである。
  ① **カルシウム**：男性650～800mg、女性650mg
  ② **鉄**：男性<u>7.0</u>～<u>7.5</u>mg、女性（月経あり）<u>10.5</u>mg、女性（月経なし）6.0～6.5mg、妊婦初期＋2.5mg、妊婦中期・後期＋15.0mg、授乳婦＋2.5mg
- ☐ **朝食の欠食率**：朝食の欠食率は、男性14.4%、女性9.8%で、性・年齢階級別にみると、男女ともに<u>20歳代</u>が最も高く、男性で30.0%、女性で25.4%となっている。

□「日本人の食事摂取基準」に見合った食事の実践を促す目的で、厚生労働省・農林水産省・文部科学省の連携により**「食生活指針」**が策定されている（**表**）。

● 3大栄養素とエネルギー摂取量の年次推移（20歳以上）

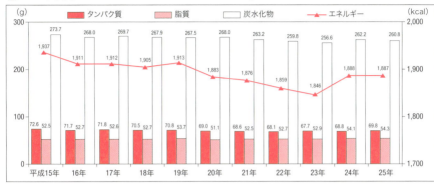

（資料：厚生労働省「平成25年国民健康・栄養調査」）

● エネルギー産生栄養素バランス（%エネルギー）

年齢等	目標量（中央値）（男女共通)			
	タンパク質	脂質		炭水化物
		脂質	飽和脂肪酸	
0～11（月）	―	―	―	―
1～17（歳）	13～20(16.5)	20～30(25)	―	50～65(57.5)
18～69（歳）	13～20(16.5)	20～30(25)	7以下	50～65(57.5)
70以上（歳）	13～20(16.5)	20～30(25)	7以下	50～65(57.5)

（資料：日本人の食事摂取基準［2015年版］）

● 食生活指針（平成12年3月策定）

- 食事を楽しみましょう。
- 1日の食事のリズムから、健やかな生活リズムを。
- 主食、主菜、副菜を基本に、食事のバランスを。
- ごはんなどの穀類をしっかりと。
- 野菜・果物、牛乳・乳製品、豆類、魚なども組み合わせて。
- 食塩や脂肪は控えめに。
- 適正体重を知り、日々の活動に見合った食事量を。
- 食文化や地域の産物を活かし、ときには新しい料理も。
- 調理や保存を上手にして無駄や廃棄を少なく。
- 自分の食生活を見直してみましょう。

問題 つかえる知識になったかな？

平成25年国民健康・栄養調査において、朝食の欠食率が最も高いのはどれか。

1. 15～19歳
2. 20～29歳
3. 30～39歳
4. 40～49歳

こたえは **P.167** だよ

A P.163のこたえ 4

✗ 1＆2＆3：いずれも生活習慣との関連性は低い。
〇 4：糖尿病や高血圧のほか、歯周病やCOPD、痛風、各種のがんなども生活習慣病である。

8 生活習慣病の予防③ 〔保健活動〕

出題基準との対応 **Ⅲ-11-E**

絶対覚える!!

▶ 運動習慣者の割合が最も高い年代・低い年代
▶ 睡眠で休養が十分にとれていない者の割合
▶ 健康日本21における運動・休養のおおまかな目標値

生活習慣：運動の状況（平成25年国民健康・栄養調査）

☐ **運動習慣者の割合**：運動習慣のある者の割合は、**男性33.8**％、**女性27.2**％であり、年齢階級別にみると、その割合は男女ともに**70歳代で最も高く**、**30歳代で最も低い**（図）。

☐ 「健康日本21（第二次）」における**運動習慣者の割合の増加目標値**は次の通りである。
① **20～64歳**：男性 36％、女性 33％
② **65歳以上**：男性 58％、女性 48％

☐ **歩数の状況**：男性の歩数の平均値は1日 **7,099歩**であり**減少傾向**にある。女性の歩数の平均値は **6,249歩**で、ここ10年間は横ばいである。

☐ 「健康日本21（第二次）」における、**日常生活における歩数の増加目標値**は次の通りである。
① **20～64歳**：男性9,000歩、女性8,500歩
② **65歳以上**：男性7,000歩、女性6,000歩

☐ 厚生労働省は、ライフステージに応じた健康づくりのための身体活動を推進することで「健康日本21（第二次）」の推進に資することを目的に、「**健康づくりのための身体活動基準2013**」を策定している（表）。またこの基準をもとに、国民向けに「**健康づくりのための身体活動指針**（**アクティブガイド**）」が作成されている。

生活習慣：休養の状況（平成24年国民健康・栄養調査）

☐ **睡眠の状況**：ここ1か月間に**睡眠で休養が十分にとれていない者の割合**は**15.6**％で、2009（平成21）年（18.4％）と比べ減少している。年齢階級別では**40歳代**（24.1％）が最も高く、次いで30歳代（22.1％）が高い。

☐ 「健康日本21（第二次）」においては、睡眠による休養を十分とれていない者の割合の減少の目標値が **15**％に設定されている。

□ 休養に関する指針として、厚生労働省は**「健康づくりのための休養指針」**（1994［平成6］年）、**「健康づくりのための睡眠指針2014」**（2014［平成26］年）を策定している。

●運動習慣のある者の割合

(2013［平成25］年、20歳以上)

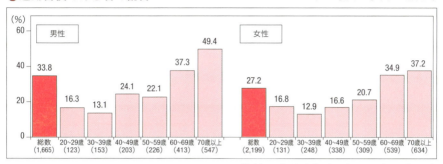

(資料：厚生労働省「平成25年国民健康・栄養調査」)

●健康づくりのための身体活動基準2013

血糖・血圧・脂質に関する状況		身体活動（＝生活活動＋運動）		運動		体力（うち全身持久力）
健診結果が基準範囲内	65歳以上	強度を問わず、身体活動を毎日40分（＝10メッツ・時／週）	今より少しでも増やす（たとえば10分多く歩く）	―	世代共通の方向性（30分以上の運動をもつようにする運動習慣を週2日以上）	世代共通の方向性
	18～64歳	3メッツ以上の強度の身体活動を（歩行またはそれと同等以上）毎日60分（＝23メッツ・時／週）		3メッツ以上の強度の運動を（息が弾み汗をかく程度）毎週60分（＝4メッツ・時／週）		性・年代別に示した強度での運動を約3分継続可
	18歳未満	【参考】幼児期運動指針：「毎日60分以上、楽しく体を動かすことが望ましい」		―		―
血糖・血圧・脂質のいずれかが保健指導レベルの者		医療機関にかかっておらず、「身体活動のリスクに関するスクリーニングシート」でリスクがないことを確認できれば、対象者が運動開始前・実施中に自ら体調確認ができるよう支援する上で、保健指導の一環としての運動指導を積極的に行う。				
リスク重複者または受信勧奨者		生活習慣病患者が積極的に運動をする際には、安全面での配慮が特に重要になるので、かかりつけの医師に相談する。				

問題 つかえる知識になったかな？

70歳代の割合が最も高く、30歳代の割合が最も低い生活習慣はどれか。

1. 飲酒
2. 喫煙
3. 運動
4. 朝食の欠食

こたえは P.169だよ

×1＆3＆4：いずれも当てはまらない。
○2：朝食の欠食率が最も高いのは男女ともに20歳代で、男性で30.0％、女性で25.4％となっている。

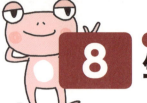

8 保健活動 生活習慣病の予防④

出題基準との対応 **Ⅲ-11-E**

絶対覚える!!

▶ 飲酒・喫煙習慣のある者の割合と動向
▶ 生活習慣病のリスクを高める飲酒量
▶ 受動喫煙の現状と目標値

生活習慣：飲酒の状況（平成24年国民健康・栄養調査）

- <u>飲酒習慣者の割合</u>：飲酒習慣のある者（20歳以上で週3日以上飲酒し、飲酒日1日当たり<u>1合</u>以上を飲酒する者）の割合は、<u>男性34.0</u>％、<u>女性7.3</u>％で、男性の<u>50〜59</u>歳（45.3％）が最も高く、次いで60〜69歳（44.2％）となっている。
- <u>未成年</u>の飲酒率・飲酒経験率は近年<u>低下</u>傾向にある。
- <u>アルコール依存症</u>等の推計患者数も近年は<u>減少</u>傾向にある。
- 「健康日本21（第二次）」においては、次の通り目標が設定されている。
  ① 生活習慣病のリスクを高める量（<u>表</u>）を飲酒している者の割合の減少：
    男性13％、女性6.4％
  ② 未成年者・妊娠中の飲酒をなくす：いずれも<u>0</u>％に

生活習慣：喫煙の状況（平成25年国民健康・栄養調査）

- <u>喫煙の健康への影響</u>：たばこの煙には、把握されているだけで<u>4,000</u>種以上の化学物質が含まれ、中には<u>発がん物質</u>も含まれている。
- 喫煙者では、肺がんをはじめとする各種の<u>がん</u>、<u>脳卒中</u>、<u>虚血性心疾患</u>、<u>慢性閉塞性肺疾患</u>、<u>胃・十二指腸潰瘍</u>など種々の疾患の危険性が増大する。
- <u>妊婦</u>の喫煙では、<u>低出生体重児</u>、<u>早産</u>、妊娠合併症の危険性が高くなる。
- <u>受動喫煙</u>により、<u>肺がん</u>、虚血性心疾患、呼吸器疾患（小児を含む）、<u>乳幼児突然死症候群</u>、低出生体重児などの危険性が高くなる。
- <u>喫煙習慣者の割合</u>：現在習慣的に喫煙している者の割合は<u>19.3</u>％で、性別では<u>男性32.2</u>％、<u>女性8.2</u>％となっている（<u>図</u>）。
- 「健康日本21（第二次）」における成人の喫煙率の減少（喫煙をやめたい者がやめる）の目標値は12％とされている。
- <u>受動喫煙の状況</u>：過去1か月間に受動喫煙の機会を有する者（現在喫煙者を除

く）の割合は、2008（平成20）年と比較して、学校・遊技場を除くすべての場所において減少したが、**飲食店**・**遊技場**・**職場**における受動喫煙の割合は**3割**を超えており、依然として高い状況にある。

☐「健康日本21（第二次）」における**受動喫煙の機会を有する者の割合の減少目標**は、家庭：3％、職場：受動喫煙のない職場の実現、飲食店：15％、行政機関・**医療機関**：**0**％となっている。

☐ 禁煙支援対策として、健康増進法に基づく**受動喫煙**防止の努力義務の制定、禁煙治療の**保険適用**（2006［平成18］年度〜）などがある。

●生活習慣病のリスクを高める飲酒量

<リスクを高める飲酒量>
1日当たりの**純アルコール**摂取量：**男性**で**40g**以上、**女性 20g**以上
→男性なら**清酒2合**、女性なら**清酒1合**に相当

<主な酒類での換算（純アルコール量20gに相当する量）>
- **ビール**（アルコール度数5％として）：中ビン**1**本（500mL）
- **ワイン**（アルコール度数12％として）：**2**杯（240mL）
- **清酒**（アルコール度数15％として）：**1**合（180mL）
- **焼酎**（アルコール度数25％として）：**0.6**合（110mL）

●喫煙習慣者の割合

（年次推移、20歳以上）

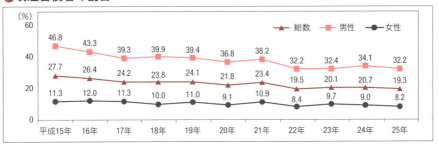

（資料：厚生労働省「平成25年国民健康・栄養調査」）

問題 つかえる知識になったかな？

健康日本21（第二次）で、医療機関における受動喫煙機会の減少目標値はどれか。

1. 0％
2. 3％
3. 15％
4. 20％

こたえは P.171 だよ

P.167 のこたえ **3**

✗ 1 & 2 & 4：飲酒は50歳代、喫煙は40歳代、朝食の欠食は20歳代が最も高い。
○ 3：運動習慣者の割合は70歳代が最も高く30歳代が最も低い。

8 生活習慣病の予防⑤

保健活動

出題基準との対応 Ⅲ-11-E-g

絶対覚える!!

▶ 特定健康診査・特定保健指導の目的
▶ 特定健康診査・特定保健指導の根拠法
▶「健康日本21」の循環器疾患と糖尿病に関する数値目標

特定健康診査・特定保健指導

- □ 生活習慣病予防と医療費の適正化を目的とした健診制度として、特定健康診査・特定保健指導がある。

- □ 特定健康診査・特定保健指導は、高齢者医療確保法に基づき実施され、医療保険者は、40〜74歳の被保険者・被扶養者に対する生活習慣病の予防を目的として、これらを行うことが義務づけられている。

- □ 特定健康診査はメタボリックシンドローム（内臓脂肪症候群）に着目した健診制度で、特定健康診査の結果から、生活習慣の改善が特に必要な者を抽出し、医師や保健師、管理栄養士等が、生活習慣の改善のための指導（特定保健指導）を行う（図）。

- □ 特定保健指導では、リスクの程度に応じて、「動機付け支援」と「積極的支援」が行われる（よりリスクの高い者が「積極的支援」の対象となる）。

メタボリックシンドローム

- □ メタボリックシンドロームとは、内臓肥満に高血圧・高血糖・脂質代謝異常が組み合わさり、心臓病や脳卒中などの動脈硬化性疾患をまねきやすい病態のことを指し、以下の診断基準が示されている（ただし、特定保健指導に用いられている基準とは異なる）。

必須項目（腹部肥満）	ウエスト周囲径：男性≧85cm、女性≧90cm
選択項目（2項目以上）	①血糖：空腹時血糖≧110mg/dL ②脂質：TG≧150mg/dL かつ/または HDL-C＜40mg/dL ③血圧：収縮期≧130mmHg かつ/または 拡張期≧85mmHg

※必須項目＋選択項目のうち2項目以上に当てはまる場合をメタボリックシンドロームとする。

- □「健康日本21（第二次）」では、循環器疾患および糖尿病の予防に関する目標と

して、次の2項目が共通目標として掲げられている。

①メタボリックシンドロームの該当者・予備軍の減少：
　現状：1400万人（平成20年度）→目標：25％減少

②特定健康診査・特定保健指導の実施率の向上：
　特定健診の実施率41.3％（平成21年度）から70％以上へ
　特定保健指導の実施率12.3％（平成21年度）から45％以上へ

●特定健康診査・特定保健指導の概要

特定健康診査

＜基本的な項目＞
- 質問票（服薬歴、喫煙歴等）
- 身体計測（身長・体重、BMI、腹囲）
- 血圧測定　●理学的検査（身体診察）
- 尿検査　●血液検査（脂質、血糖、肝機能）

＜詳細な健診の項目＞※医師が必要と認めた場合に実施
- 心電図　●眼底検査　●貧血検査

↓

保健指導対象者の選定

↓

特定保健指導

生活習慣病の発症リスクが高く、生活習慣の改善による生活習慣病の予防効果が多く期待できる者に対し、生活習慣を見直すサポートをする。

動機付け支援	積極的支援
個別面接またはグループ面接にて、医師、保健師等が対象者に合わせた実践的なアドバイス等を行う。	
●健康状態や生活習慣の改善状況を面接や電話、メール等で6か月後に確認・評価	●面接や電話、メール等を用いて生活習慣の改善を応援（3か月以上） ●改善状況を6か月後に確認・評価

 つかえる知識になったかな？

医療保険者に特定健康診査の実施を義務づけている法律はどれか。

1. 健康保険法
2. 国民健康保険法
3. 船員保険法
4. 高齢者医療確保法

こたえは P.172 だよ

 P.169 のこたえ **1**
　○1：行政機関や医療機関における目標値は0％である。
　✕2＆3＆4：3％は家庭、15％は飲食店の目標値である。

第7章 ミニマム・エッセンス 1問1答

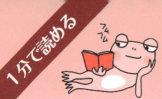

- 原則として保健所長になれるのは？
  → 医師!(3年以上の公衆衛生の実務経験がある医師)

- 保健センターの設置は義務？任意？
  → 市町村による任意設置!

- 多数の人が利用する施設の管理者に受動喫煙防止措置の努力義務を定めている法律は？
  → 健康増進法!

- 健康日本21(第二次)で目標とされる塩分摂取量(1日平均)は？
  → 8g!

- 母子健康手帳の交付を規定している法律は？
  → 母子保健法!

- 学校保健安全法に基づく出席停止の基準で、「風疹」の基準は？
  → 発疹が消失するまで!

- 労働基準法で定められた法定労働時間は？
  → 原則として週に40時間、1日8時間以内!

- 労働基準法で強制規定があるのは産前休業、産後休業どっち？
  → 産後休業!

- 2014(平成26)年度の男性の育児休業取得率は？
  → 2.3%!

- がん対策基本法の基本的施策は、がんの予防・早期発見の推進、研究の推進、もう1つは？
  → がん医療の均てん化の促進!

A P.171のこたえ 4

×1＆2＆3：いずれも異なる。
○4：保険者に特定健康診査の実施を義務づけているのは高齢者医療確保法（高齢者の医療の確保に関する法律）である。

第 **8** 章

医療機関・従事者の職務

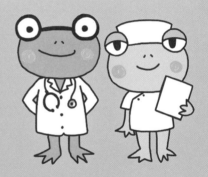

この章では、看護師国家試験出題基準の大項目「医療機関と
医療従事者の職務の機能と役割」の内容を凝縮して学びます。
保健師助産師看護師法を中心に、医療の現場に関わる法律は、
試験のあともずっと必要とされる知識です。
国試合格のその先を見すえて、しっかり知識を蓄えよう！

1 保健師助産師看護師法①

医療機関・従事者の職務

出題基準との対応 Ⅳ-12-A

絶対覚える!!

- ▶ 保健師・助産師・看護師・准看護師の定義と名称・業務独占の規定
- ▶ 各々の免許の交付元と相対的欠格事由
- ▶ 免許取消等の行政処分と再教育制度

保健師助産師看護師法の概要

- □ <u>保健師助産師看護師法</u>は、保健師、助産師および看護師の<u>資質</u>を向上し、<u>医療</u>および<u>公衆衛生</u>の普及向上を図ることを目的とした法律である。
- □ <u>保健師の定義</u>：保健師とは、厚生労働大臣の免許を受けて、保健師の<u>名称</u>を用いて、<u>保健指導</u>に従事することを業とする者をいう。
- □ <u>助産師の定義</u>：助産師とは、厚生労働大臣の免許を受けて、<u>助産</u>または妊婦、褥婦もしくは新生児の保健指導を行うことを業とする<u>女子</u>をいう。
- □ <u>看護師の定義</u>：看護師とは、厚生労働大臣の免許を受けて、傷病者もしくは褥婦に対する<u>療養上の世話</u>または<u>診療の補助</u>を行うことを業とする者をいう（参考：厚生労働省通知に基づき、指示範囲内での<u>薬剤投与量</u>の調整、<u>静脈内注射</u>が<u>診療の補助の範疇</u>として取り扱われることになり、看護職員による実施が可能になった）。
- □ <u>准看護師の定義</u>：准看護師とは、<u>都道府県知事</u>の免許を受けて、医師、歯科医師または<u>看護師の指示</u>を受けて、前条（看護師の定義）に規定することを行うことを業とする者をいう。
- □ 助産師・看護師・准看護師は<u>業務独占</u>かつ<u>名称独占</u>の資格である。
- □ 保健師は<u>名称独占</u>のみの資格である（業務独占ではない）。

　※<u>業務独占</u>：免許をもつ者だけが業務を行うことが許されること（ただし医師法・歯科医師法の規定に基づいて行う場合はこの限りではない）。
　※<u>名称独占</u>：免許をもつ者だけがその名称の使用を認められること。

保健師・助産師・看護師・准看護師の免許

- □ <u>免許</u>：保健師・助産師・看護師の免許は各々の<u>国家試験</u>、准看護師の免許は<u>准看護師試験</u>に合格した者の<u>申請</u>により、<u>籍</u>を登録することによって与えられる。

- □ ただし保健師・助産師の免許取得は、各々の国家試験の合格とともに、**看護師国家試験**に**合格**することが条件となっている（2007［平成19］年4月〜）。
- □ 保健師・助産師・看護師の免許は**厚生労働大臣**が、准看護師の免許は**都道府県知事**がそれぞれ交付する。
- □ **相対的欠格事由**：表に掲げた内容に該当する者には、保健師・助産師・看護師または准看護師の免許が与えられないことがある。
- □ **免許取消**：保健師・助産師・看護師または准看護師が、**相対的欠格事由**に該当する場合もしくは**品位**を**損するような行為**をした場合、①**戒告**、②3年以内の**業務停止**、③**免許取消**、の行政処分となる。
- □ **再免許**：免許取消処分を受けた者であっても、その者が取消の理由となった事項に該当しなくなった等、再び免許を与えることが適当と認められる場合には、**再免許**を与えることができる。
- □ **保健師等再教育研修**：厚生労働大臣は、免許取消等の処分を受けた保健師・助産師・看護師に対し、必要な知識および技能に関する**研修**（**保健師等再教育研修**）を受けるよう命じることができる。

●保健師・助産師・看護師・准看護師の相対的欠格事由

① **罰金**以上の刑に処せられた者
② ①に該当する者を除くほか、保健師、助産師、看護師または准看護師の**業務に関し犯罪または不正の行為**があった者
③ 心身の障害により保健師、助産師、看護師または准看護師の**業務を適正に行うことができない者**として厚生労働省令で定めるもの
④ **麻薬**、**大麻**または**あへん**の中毒者

問題 つかえる知識になったかな？

保健師助産師看護師法における欠格事由はどれか。**2つ選べ。**

1. 麻薬、大麻またはあへんの中毒者
2. 罰金以上の刑に処された者
3. 伝染性の疾病にかかっている者
4. 素行が著しく不良である者
5. 裸眼視力が0.3に満たない者

こたえは
P.177だよ

1 保健師助産師看護師法②

医療機関・従事者の職務

出題基準との対応 Ⅳ-12-A

絶対覚える!!

▶ 業務従事者届の届出の規定
▶ 看護師の守秘義務に関する規定
▶ 看護師籍登録事項の変更、免許証の再交付・返納の規定

看護師の業務

- **業務従事者届の届出義務**：業務に従事する保健師、助産師、看護師または准看護師は、<u>2年</u>ごとに、12月31日現在の氏名・住所等を、翌年1月15日までに、<u>就業地の都道府県知事</u>に届け出なければならない。

- **医療行為の禁止**：保健師、助産師、看護師または准看護師は、主治医または歯科医師の指示があった場合を除き、<u>診療機械</u>の使用、<u>医薬品</u>の<u>授与</u>および<u>指示</u>、医師または歯科医師が行わなければ<u>衛生上危害を生じる</u>おそれのある行為をしてはならない。

- ただし、<u>臨時応急の手当</u>、助産師の業務に当然付随する行為（へその緒を切る、浣腸を施すなど）をする場合は、この限りでない。

- **特定行為研修**とは、<u>在宅医療</u>等の一層の推進を図るため、医師または歯科医師の判断を待たずに、医師または歯科医師が作成する<u>手順書</u>に基づき<u>一定の診療の補助</u>＝<u>特定行為</u>（例：脱水時の点滴[脱水の程度の判断と輸液による補正]など）を行う看護師を養成・確保する必要性に対して行われる研修で、今後の在宅医療等を支える看護師を計画的に養成することを目的に制度化された。

- **特定行為**とは、<u>診療の補助</u>であって、手順書により行う場合に実践的な理解力、思考力および判断力、<u>高度かつ専門的な知識・技能が特に必要とされるもの</u>として定められた38の行為を指す（**表**）。

- 特定行為を手順書により行う看護師は、指定研修機関において<u>特定行為研修</u>を受けなければならない（2015[平成27]年10月〜）。

守秘義務・罰則

- **守秘義務**：保健師、看護師または准看護師は、正当な理由がなく、その<u>業務上知り得た人の秘密</u>を漏らしてはならない。保健師、看護師または准看護師

- でなくなった後においても同様とする。
- □ 助産師の守秘義務は本法には明記されておらず、医師・薬剤師等の守秘義務とともに刑法第134条に規定されている。
- □ 罰則：業務の規定に違反した者、虚偽・不正の事実に基づいて免許を受けた者は、2年以下の懲役もしくは／かつ50万円以下の罰金に処する。

保健師助産師看護師法施行令

- □ 登録事項の変更：看護師等は、籍の登録事項（氏名、本籍地等）に変更が生じた場合、30日以内に訂正を厚生労働大臣に申請しなければならない。
- □ 登録の抹消：看護師等が籍の登録の抹消を申請するには、厚生労働大臣に申請書を提出しなければならない。
- □ 免許証の再交付：看護師等が免許証を亡失または損傷したときは、厚生労働大臣に免許証の再交付を申請することができる。
- □ 免許証の返納：看護師等は、免許の取消処分を受けたときは、5日以内に免許証を厚生労働大臣に返納しなければならない。

●特定行為区分・特定行為の例

特定行為区分	特定行為
呼吸器（気道確保に係るもの）関連	経口用気管チューブまたは経鼻用気管チューブの位置の調整
胸腔ドレーン管理関連	低圧胸腔内持続吸引器の吸引圧の設定およびその変更
	胸腔ドレーンの抜去

※38の特定行為は21の特定行為区分に整理されており、特定行為区分を最小単位として研修（特定行為研修）が行われる。

 つかえる知識になったかな？

看護師免許の登録変更申請が必要なのはどれか。

1. 居住都道府県の変更
2. 勤務先の変更
3. 本籍地の変更
4. 学位の変更

こたえは P.179 だよ

A P.175のこたえ　1&2
○1&2：保健師助産師看護師法第9条に掲げられた相対的欠格事由に当てはまる。
×3&4&5：いずれも欠格事由には当てはまらない。

2 看護師等人材確保法

医療機関・従事者の職務　出題基準との対応 Ⅳ-12-D-c

絶対覚える!!

▶ 病院等開設者の努力義務
▶ 看護師等就業協力員に関する規定
▶ 都道府県ナースセンターの業務

看護師等人材確保法の概要

- **看護師等人材確保法**（看護師等の人材確保の促進に関する法律）は、看護師等の確保を促進するための措置に関する基本指針を定めるとともに、**看護師等の養成**、**処遇の改善**、**資質の向上**、**就業の促進**を図ること等を目的とした法律である。

- **基本指針の策定**：厚生労働大臣および文部科学大臣は、看護師等の確保を促進するための措置に関する基本的な指針を定めなければならない。

- **病院等開設者の責務**：病院等の開設者は、勤務する看護師等の**処遇の改善**や、新たに業務に従事する看護師等に対する**臨床研修**、看護師等が自ら**研修を受ける機会を確保**するために必要な配慮や措置を講ずるよう**努めなければならない**（努力義務）。

- **看護師等の責務**：看護師等は、保健医療の重要な担い手としての自覚の下に、研修を受ける等**自ら進んで能力の開発・向上を図る**とともに、自信と誇りをもってこれを看護業務に発揮するよう努めなければならない。

- **看護師等就業協力員**：都道府県は、社会的信望があり、かつ、看護師等の業務について識見を有する者のうちから、**看護師等就業協力員**を委嘱することができる。

- **看護師等就業協力員**は、都道府県の看護師等の**就業の促進**、その他看護師等の**確保に関する施策**、看護に対する住民の**関心と理解の増進**に関する施策への協力その他の活動を行う。

ナースセンター

- **都道府県ナースセンター**：都道府県知事は、都道府県ごとに**1か所**に限り、**都道府県ナースセンター**を指定することができる。

- 都道府県ナースセンターは、①就業状況の**調査**、②**訪問看護の研修**、③看護の知識・技能、就業、看護師等の確保に関する**情報提供・相談**、④**無料の職業紹介**、⑤看護に関する**啓発活動**などを行う。
- **看護師等の届出努力義務**：看護師等は、病院等を**離職**した際、住所・氏名等の事項を都道府県ナースセンターに**届け出る**よう努めなければならない。
- **中央ナースセンター**：厚生労働大臣は、**全国を通じて1か所**に限り、**中央ナースセンター**を指定することができる。
- **中央ナースセンター**は、都道府県ナースセンターの業務に関する啓発活動、**連絡・調整**、支援等を行う。

(参考) 看護師等の就業者数・就業場所

(2014［平成26］年末現在)

就業者数	保健師	48,452人（男性936人、女性47,516人）↑2.5％増加
	助産師	33,956人 ↑6.7％増加
	看護師	1,086,779人（男性73,968人、女性1,012,811人）↑7.0％増加
	准看護師	340,153人（男性22,877人、女性317,276人）↓4.9％減少
就業場所	保健師	①**市町村**：27,234人（56.2％） ②**保健所**：7,266人（15.0％）
	助産師	①病院：22,055人（65.0％） ②診療所：7,305人（21.5％）
	看護師	①**病院**：791,988人（**72.9％**） ②診療所：134,974人（12.4％）
	准看護師	①病院：143,995人（42.3％） ②診療所：110,180人（32.4％）

※就業者数の増加率は平成24年調査との比較。就業場所の％は構成割合。

(資料：厚生労働省「平成26年衛生行政報告例」)

 つかえる知識になったかな？

都道府県ナースセンターの事業はどれか。

1. 無料職業紹介業務
2. 看護師籍の登録業務
3. 業務従事者届の受理
4. 看護師等就業協力員の委嘱

こたえは P.181だよ

 P.177 のこたえ **3**

✗1＆2＆4：申請は不要である。
〇3：氏名や本籍地に変更があった際は、30日以内に厚生労働大臣に訂正を申請しなければならない。

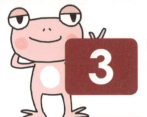

3 医療法①

医療機関・従事者の職務

出題基準との対応 Ⅳ-12-B-a

絶対覚える!!

▶ 病院・診療所・助産所の要件
▶ 特定機能病院の主な要件
▶ 病床の種類と看護職員の人員配置基準

医療法の概要

- **医療法**は、**病院、診療所、助産所**の開設・管理、施設の整備、医療提供施設間の機能分担および業務の連携を推進するために必要な事項を定めること等により、**医療を受ける者の利益の保護**および**良質かつ適切な医療を効率的に提供**する体制の確保を図ることを目的とした法律である。

医療施設の区分

- **病院**：**20床以上**の入院施設を有する医療機関。開設には都道府県知事の**許可**が必要となる。
- 病院に必置の施設には、①各科専門の診察室、②手術室、③処置室、④臨床検査施設、⑤X線装置、⑥調剤所、⑦給食施設がある。産婦人科または産科のある病院では分娩室・新生児の入浴施設、療養病床のある病院では機能訓練室、食堂、談話室、浴室の設置が義務づけられている。
- **診療所**：入院施設を有さない、または**19床以下**の入院施設を有する医療機関。開設には都道府県知事への**届出**が必要となる。
- **助産所**：助産師が業務を行う場所。妊婦、産婦または褥婦**9人以下**の入所施設で、正常分娩のみを扱う。開設には**嘱託医**が必要となる。
- **地域医療支援病院**：地域医療の確保に必要な支援を行う病院で、①原則として**200床以上**の病床を有する、②**救急医療**を提供する能力がある、③他の医療機関からの紹介患者を中心に医療を提供することができる等の要件を満たし、都道府県知事の承認を得た医療機関。
- **特定機能病院**：高度医療を必要とする患者を診察する病院で、①**400床以上**の病床を有する、②**10以上の診療科**を有する、③高度医療を提供する、④高度医療の開発・評価を行うことができる、⑤専任の**医療安全管理者**を配置す

る等の要件を満たし、厚生労働大臣の**承認**を得た医療機関。
- **臨床研究中核病院**：国際水準の**臨床研究**や**医師主導治験**の中心的な役割を担う病院で、①**400床以上**の病床を有する、②**10以上の診療科**を有する、③臨床研究に関する企画立案・実行能力を有する、④臨床研究実施の主導的な役割を果たす能力を有する、⑤専任の**医療安全管理者**を配置する等の要件を満たし、厚生労働大臣の**承認**を得た医療機関。

病床の種類・病室の基準と看護職員の人員配置基準

- 病床の種類と看護職員の人員配置基準については**表**の通りである。
- 病院の病室の基準として、患者1人当たりの病床の床面積は**6.4m² 以上**、廊下幅は**1.8m以上**（両側居室の場合、精神・療養病床では2.7m以上、一般・結核・感染病床では2.1m以上）と定められている（医療法施行規則）。

●病床の種類と看護職員の人員配置基準

病床	定義	看護職員人員配置＊
精神病床	精神疾患を有する者を入院させるための病床	（100床以上）3：1 （100床未満）4：1
感染症病床	感染症法に規定する1・2類感染症（結核を除く）、新型インフルエンザ等感染症または指定感染症、新感染症の所見がある者を入院させるための病床	3：1
結核病床	結核の患者を入院させるための病床	4：1
療養病床	上記以外で、主として長期にわたり療養を必要とする患者を入院させるための病床	4：1 （介護保険適用時6：1）
一般病床	上記以外の病床	3：1 （特定機能病院は2：1）

＊：看護職員人員配置→入院患者：看護職員（看護師および准看護師）数を表す。

問題　つかえる知識になったかな？

医療法に規定されて**いない**施設はどれか。

1. 助産所
2. 訪問看護ステーション
3. 地域医療支援病院
4. 特定機能病院

こたえは P.183 だよ

A P.179 のこたえ 1

○1：①就業状況の調査、②訪問看護の研修、③情報提供・相談、④無料の職業紹介、⑤看護啓発活動などを行う。
×2＆3＆4：いずれも異なる。

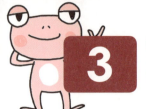

3 医療法② 医療機関・従事者の職務

出題基準との対応 IV-12-B-a

絶対覚える!!
- ▶ 診療の諸記録の保存義務期間
- ▶ 医療計画における5疾病・5事業
- ▶ 3段階の救急医療体制とそれを担う医療機関

診療の諸記録

- □ **診療の諸記録**：医療法において、看護記録は病院日誌、処方せん、手術記録等と同じく「診療の諸記録」に該当し、2年間の保存義務がある（医療法施行規則による規定）。
- □ 診療録（カルテ）の保存については医師法に規定があり、5年間の保存義務がある。
- □ 助産師の記載による分娩録の保存については保健師助産師看護師法に規定があり、5年間の保存義務がある。

医療計画

- □ **医療計画**：都道府県は、厚生労働大臣の定める基本方針に即して、地域の実情に応じて、当該都道府県における医療提供体制の確保および医療連携の推進を図るための計画（医療計画）を定める。
- □ 医療計画には、次の5疾病・5事業および在宅医療に関する目標、医療連携体制、情報提供の推進等について記載することが定められている（表）。
  - ・5疾病：がん、脳卒中、急性心筋梗塞、糖尿病、精神疾患
  - ・5事業：救急医療、災害時における医療、へき地医療、周産期医療、小児医療（小児救急医療を含む）
  - ・在宅医療

救急医療体制

- □ 日本の救急医療体制は、医療法に基づく都道府県の医療計画で定められた医療圏に沿って一元化されている。
- □ 救急医療体制は、患者の状態に応じて次の3段階に分けられており、患者は

緊急度や重症度に応じて振り分けられる。

①**初期救急医療機関**：**外来**で対応が可能な救急患者を担当する医療機関。具体的な医療機関としては、**休日夜間急患センター**、**在宅当番医**などが該当する。

②**二次救急医療機関**：**入院**を必要とする重症救急患者を担当する医療機関。中規模の**救急病院**、**病院群輪番制病院**（地域の救急病院が連携し、輪番で休日夜間の救急医療を担当）、**共同利用型病院**（外部の医師が救急病院に集まって対応する）が該当する。

③**三次救急医療機関**：重症患者や複数の診療科にまたがる**重篤**患者を担当する医療機関。**救命救急センター**、**地域救命救急センター**、**高度救命救急センター**が該当する。

●**医療計画に記載すべき主な事項**

- **5疾病の治療または予防**に係る事業に関する事項
- **5事業の医療の確保**に必要な事業に関する事項
- 居宅等における医療（**在宅医療**）の確保に関する事項
- 病床の機能の分化および連携の推進に関する事項
- 病床の機能に関する情報の提供の推進に関する事項
- **医療従事者の確保**に関する事項
- **医療の安全の確保**に関する事項
- **医療圏**の設定に関する事項
- **基準病床数**に関する事項

つかえる知識になったかな？

初期救急医療機関に該当するのはどれか。

1. 病院群輪番制病院
2. 救命救急センター
3. 休日夜間急患センター
4. 共同利用型病院

こたえは P.185 だよ

A P.181 のこたえ **2**

○ 1 & 3 & 4：いずれも医療法に規定されている。
× 2：訪問看護ステーションは健康保険法に規定がある。

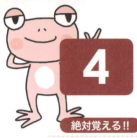

4 医薬品医療機器等法／麻薬及び向精神薬取締法

医療機関・従事者の職務　出題基準との対応 **IV-12-C**

絶対覚える!!

▶ 毒薬・劇薬の取り扱い（保管）の規定
▶ 麻薬・向精神薬の取り扱い（保管）の規定
▶ 麻薬の事故の際の届出規定

医薬品の取り扱いに関する規定

☐ <u>毒薬</u>・<u>劇薬</u>等の取り扱いについては、<u>医薬品医療機器等法</u>（医薬品、医療機器等の品質、有効性及び安全性の確保等に関する法律）に記載がある（本法は医薬品・医療機器の安全対策強化、再生医療の実用化促進等を目的として「薬事法」が2014［平成26］年に改正され、名称が変更になったものである）。

☐ <u>麻薬</u>および<u>向精神薬</u>の取り扱いについては、<u>麻薬及び向精神薬取締法</u>に規定されている。

毒薬・劇薬の取り扱い（医薬品医療機器等法による規定）

☐ <u>毒薬の取り扱い・保管</u>：毒薬は、容器または被包に、<u>黒地</u>に<u>白枠</u>、<u>白字</u>で、その薬品名および「毒」の文字が記載されていなければならない。保管に際しては<u>他の薬剤と</u><u>区別</u>して貯蔵・陳列し<u>鍵</u>をかけねばならない。

☐ <u>劇薬の取り扱い・保管</u>：劇薬は、容器または被包に、<u>白地</u>に<u>赤枠</u>、<u>赤字</u>で、その薬品名および「劇」の文字が記載されていなければならない。劇薬を取り扱う者は、<u>他の薬剤と</u><u>区別</u>して貯蔵・陳列しなければならない（必ずしも鍵をかけなくてよい）（表）。

麻薬・向精神薬の取り扱い（麻薬及び向精神薬取締法による規定）

☐ <u>麻薬施用者</u>とは、都道府県知事の免許を受けて、疾病治療の目的で業務上<u>麻薬を</u><u>施用</u>・<u>交付</u>、または麻薬を記載した<u>処方せん</u>を交付する者（<u>医師・歯科医師・獣医師</u>が申請可能）をいう。

☐ <u>麻薬管理者</u>とは、都道府県知事の免許を受けて、麻薬診療施設で施用・交付される麻薬を<u>業務上管理</u>する者（医師・歯科医師・獣医師・<u>薬剤師</u>が申請可能）をいう。

- **麻薬の保管**：麻薬取扱者は、所有または管理する麻薬を、麻薬業務所内で、覚醒剤を除く麻薬以外の医薬品と区別し、鍵をかけた堅固な設備内に貯蔵しなければならない。

  ※ペンタゾシンは非麻薬だが麻薬に準じて取り扱う（第2条に基づく規定）。

- **事故の届出**：麻薬施用者・管理者は、所有または管理する麻薬に、滅失・盗取・所在不明等の事故が生じたときは、すみやかにその麻薬の品名および数量等を都道府県知事に届け出なければならない。

- **記録**：麻薬管理者は、麻薬診療施設に帳簿を備え、施用した麻薬等の品名や数量、年月日等を帳簿に記載しなければならない（病棟等で施用後の残薬やアンプルも麻薬管理者に返納させ、数量を管理する）。

- **向精神薬の保管**：向精神薬は、向精神薬に関する業務に従事する者が盗難防止に必要な注意を払える場合を除き、鍵をかけた設備内で保管しなければならない（表）。

▶医薬品の保管

根拠法	薬品	保管方法	表示
医薬品医療機器等法	毒薬	他の薬剤と区別して鍵をかけて保管。	毒
	劇薬	他の薬剤と区別して保管。	劇
麻薬及び向精神薬取締法	麻薬	覚醒剤を除く他の薬剤と区別して、鍵をかけた堅固な設備内で保管。	
	向精神薬	従事者が盗難防止に対して十分な注意を払える場合を除き、鍵をかけた設備内で保管。	

問題　つかえる知識になったかな？

麻薬施用者免許の申請ができるのはどれか。

1. 保健師
2. 看護師
3. 医師
4. 薬剤師

こたえは P.187 だよ

P.183 のこたえ **3**

✕ 1 & 4：いずれも二次救急医療機関である。
✕ 2：三次救急医療機関である。
〇 3：休日夜間急患センターや在宅当番医は、初期救急医療機関に該当する。

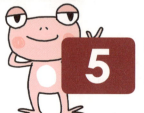

5 臓器移植法

医療機関・従事者の職務

出題基準との対応 **IV-12-C**

絶対覚える!!

▶ 臓器移植の対象となる臓器
▶ 臓器摘出の要件
▶ 脳死判定基準

臓器移植法の概要

☐ <u>臓器移植法</u>（臓器の移植に関する法律）は、臓器移植についての基本的理念、臓器移植に使用される<u>臓器の摘出</u>、<u>臓器売買</u><u>禁止</u>等についての事項を規定し、適正な移植医療が実施されることを目的とした法律である。

☐ <u>基本理念</u>：死亡者が生存中に有していた自己の臓器の提供に関する意思は尊重されなければならない。また、臓器の提供は、任意にされたものでなければならない。

☐ <u>定義</u>：本法において「臓器」（移殖の対象となる臓器）とは、人の<u>心臓</u>、<u>肺</u>、<u>肝臓</u>、<u>腎臓</u>、<u>膵臓</u>、<u>小腸</u>および<u>眼球</u>（<u>角膜</u>）をいう。

臓器移植法の主要な規定

☐ <u>臓器の摘出</u>：医師は、次のいずれかに該当する場合に、移植に使用されるための臓器を死体（脳死者の身体を含む）から<u>摘出</u>することができる。

① 死亡した者が生存中に<u>臓器提供の意思</u>を<u>書面</u>により<u>表示</u>している場合で、遺族が摘出を<u>拒まない</u>とき、または遺族がいないとき。

② 死亡した者の臓器提供の意思が不明でも、<u>遺族</u>が<u>書面で承諾</u>したとき。

③（脳死者の場合）本人が<u>臓器提供の意思</u>を<u>書面</u>により<u>表示</u>しており、かつ脳死判定を<u>拒否</u><u>していない</u>場合で、家族も判定を<u>拒まない</u>とき、または家族がいないとき。

④（脳死者の場合）本人の臓器提供の意思が不明で、かつ脳死判定を拒否しておらず、判定を行うことを<u>家族</u>が<u>書面により承諾</u>しているとき。

※小児（<u>15歳未満</u>）も家族の了承があれば臓器提供が可能。

☐ <u>脳死判定</u>は、判定を的確に行うために必要な知識・経験を有する<u>2人以上</u>の医師（臓器を摘出する医師、移植術を行う医師を除く）で行う（**表**）。

- **親族への優先提供**：死亡後に臓器提供しようとする者は、親族に対して優先的に臓器を提供する意思を書面により表示することができる。
- **臓器売買の禁止**：何人も、臓器提供の対価として財産上の利益の供与を受けたり、要求もしくは約束をしてはならない。
- **被虐待児童への配慮**：虐待を受けた児童が死亡した場合に、当該児童から臓器が提供されることのないよう、移植医療業務の従事者が、児童虐待の疑いの有無を確認し、疑いのある場合には適切に対応するための方策に関して検討し、その結果に基づいて必要な措置を講じるものとする。

▶ **法的脳死判定の基準** （臓器移植法、同法施行規則による）

脳死の定義	脳幹を含む全脳の機能が不可逆的に停止するに至ったと判定された状態。
前提条件 (すべて満たす者に判定を実施する)	①器質的脳障害による深昏睡（JCS：300、GCS：3）の状態 ②自発呼吸を消失した（人工呼吸器により呼吸維持されている）状態 ③器質的脳障害の原因となる疾患が確実に診断されている状態 ④原疾患に対して行いうるすべての適切な治療を行った場合であっても回復の可能性がないと認められる状態
除外項目 (判定を行ってはならない者)	①生後12週未満の者 ②急性薬物中毒・代謝性障害・内分泌性障害により深昏睡および自発呼吸を消失した状態にあると認められる者 ③直腸温が32℃未満（6歳未満は35℃未満）の状態にある者 (④虐待の可能性が疑われる児童) など
脳死判定基準	①深昏睡（JCS：300、GCS：3） ②瞳孔散大（瞳孔径が左右とも4mm以上） ③脳幹反射消失（対光反射、角膜反射、毛様脊髄反射、眼球頭反射、前庭反射、咽頭反射、咳反射の消失） ※自発運動、除脳硬直、除皮質硬直、痙攣が認められれば判定中止 ④平坦脳波 ⑤自発呼吸の消失（人工呼吸器をはずす。必ず最後に行う）
脳死判定	1回目の脳死判定から6時間以上（6歳未満は24時間以上）経過した後にも再び同様の結果が確認された場合を脳死と判定する。

つかえる知識になったかな？

脳死の判定基準に含まれるのはどれか。

1. 心停止
2. 除脳硬直
3. 除皮質硬直
4. 自発呼吸の消失

こたえは P.189 だよ

A P.185 のこたえ　3
✕ 1 & 2：いずれもできない。
○ 3：麻薬施用者免許の申請ができるのは、医師・歯科医師・獣医師。
✕ 4：薬剤師は、麻薬管理者免許の申請が可能。

6 医療機関・従事者の職務
安全管理

出題基準との対応 **IV-12-C**

絶対覚える!!

▶ 医療事故と医療過誤の違いと医療過誤で問われる責任
▶ インシデントレポート・医療事故報告書の作成目的
▶ 病院等の管理者に課せられる医療安全対策に関する規定

医療事故と医療過誤

☐ <u>医療事故</u>とは、医療従事者の過誤・過失の有無にかかわらず、医療に関わる場所で、医療の全過程において発生する**すべての**<u>人身事故</u>のことを指し、次のような場合も含む。

①死亡、生命の危険、病状の悪化等の<u>身体的被害</u>・<u>苦痛</u>、不安等の<u>精神的被害</u>が生じた場合

②患者の廊下での転倒・負傷など、医療行為とは直接関係しない場合

③患者についてだけでなく、針刺し事故など、<u>医療従事者</u>に被害が生じた場合

☐ <u>医療過誤</u>とは、医療事故のなかで、医療従事者が当然払うべき<u>業務上の注意義務</u>を怠ったこと(すべきことをしなかった、してはいけないことをした)で患者の生命・身体に被害を発生させた場合のことを指す。

☐ 看護師等による医療過誤では、業務上の注意義務違反について、以下の通り<u>刑事</u>・<u>民事</u>・<u>行政上</u>の3つの<u>法的責任</u>を問われる。また、法令等に明文化されていない場合でも責任を問われることがある。

①<u>刑事責任</u>(刑法に基づく懲役など)

②<u>民事責任</u>(民法に基づく損害賠償など)

③<u>行政上の責任</u>(<u>保健師助産師看護師法</u>に基づく戒告、業務停止、免許の取消)

インシデントとアクシデント

☐ <u>インシデント</u>(<u>ヒヤリ・ハット</u>)とは、誤った医療行為などが患者に行われる前に発見されたもの、または誤った医療行為などがあったものの、結果として**事故に至らなかったもの**を指す。

☐ 一方で事故に至ってしまったものを<u>アクシデント</u>(<u>医療事故</u>)という。

☐ <u>インシデントレポート</u>、<u>医療事故報告書</u>(アクシデントレポート)は、事故の

状況報告や**原因究明**、組織的な**再発防止**策の検討・共有を目的に作成される。個人に対する責任追及や処罰を目的としたものではない。

医療安全管理

- □ 医療における安全の確保は、今日では**セーフティマネジメント**の考え方に基づき、**「人は間違える」**ことを前提とした取り組みが重視されている。
- □ 医療法および医療法施行規則では、病院等の管理者に医療安全管理に関して**表**に示すような**義務**を課している（安全を最優先する組織文化の醸成が重要であるとの考え方がベースとなっている）。
- □ 都道府県、保健所を設置する市および特別区は、医療の安全に関する情報提供、患者・住民の相談、研修の実施などを行うため、**医療安全支援センター**を設けるよう努めなければならない（医療法に基づく規定）。

▶病院等の管理者に課される安全管理に関する主な義務

- 医療事故発生の際の遅滞なき**医療事故調査・支援センター**への報告
- 医療事故発生の際のすみやかな**医療事故調査**の実施
- 医療に係る安全管理のための指針（**安全管理指針**）の整備
- 医療に係る安全管理のための**委員会**の開催
- 医療に係る安全管理のための**職員研修**の実施
- **医療事故報告書**などの改善策の実施
- **医薬品安全管理責任者**の配置
- **医療機器安全管理責任者**の配置
- （特定機能病院・臨床研究中核病院では）**専任の医療安全管理者**の配置 など

問題 つかえる知識になったかな？

看護師による医療過誤について正しいのはどれか。

1. 業務上の注意義務違反を問われる。
2. 法令で明文化されていない点は責任を免れる。
3. 民事上・刑事上の２つの法的責任を問われる。
4. 行政処分については医療法に規定されている。

こたえは P.190 だよ

A P.187のこたえ **4**

✗ 1 & 2 & 3：含まれない。
○ 4：脳死の判定基準に含まれるのは①深昏睡、②瞳孔散大、③脳幹反射消失、④平坦脳波、⑤自発呼吸の消失である。

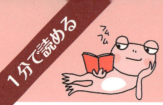

第8章 ミニマム・エッセンス 1問1答

 保健師助産師看護師法において、看護師の業務とされているのは？ 療養上の世話または診療の補助！

 保健師、助産師、看護師のうち、業務独占でないのは？ 保健師！

 保健師、助産師、看護師または准看護師の業務従事者届は何年ごとにどこに届け出る？ 2年ごとに、就業地の都道府県知事に届出！

 看護師等人材確保法において、各都道府県に1か所の設置が規定されているのは？ 都道府県ナースセンター！

 2014(平成26)年末現在における看護師の就業者数はおよそ何人？ 約109万人！

 医療法において、何床以上の入院施設を有する医療機関のことを「病院」という？ 20床以上！

 特定機能病院の看護職員人員配置基準は？ 入院患者2人に対して1人以上の看護職員(2:1)！

 「医療計画」において定められた5疾病とは？ がん、脳卒中、急性心筋梗塞、糖尿病、精神疾患！

 「救命救急センター」は何次救急医療機関に該当する？ 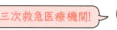 三次救急医療機関！

 麻薬及び向精神薬取締法において、麻薬を施用・交付できるのは？ 麻薬施用者！

○1：医療過誤では業務上の注意義務違反を問われる。
✕2：必ずしも免れるものではない。 ✕3：民事・刑事・行政上の3つの法的責任を問われる。 ✕4：保健師助産師看護師法に規定がある。

Check up Question

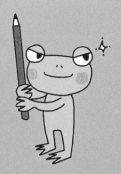

ひととおり理解が進んだら、力試しをしてみよう！
国家試験で出題頻度の高い領域の問題を重点的に掲載しているため、
順番に解くだけで、無駄なく効率的な国試力アップにつながります。
もちろん、解きっぱなしではなく、間違った問題は
しっかり復習して、知識を身につけてくださいね。

問 題

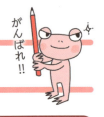

第1章　生活基盤に関する問題

001 母子世帯について正しいのはどれか。
1．母子世帯になった原因は死別が最も多い。
2．母親の平均年齢は29.7歳となっている。
3．母が扶養する児童には修学資金の貸付がある。
4．年間収入は一般世帯の約8割である。

002 ソーシャルサポートで、情緒的サポートはどれか。
1．物資
2．肯定
3．情報
4．金銭

第2章　社会保障制度に関する問題

003 憲法第25条で国が努めなければならないとされているのはどれか。
1．言論の自由の保障
2．自然環境の保全
3．公衆衛生の向上
4．義務教育の保障

004 日本の保健医療福祉について正しいのはどれか。
1．ノーマライゼーションは重要視されない。
2．生存権の保障が基本理念である。
3．保健医療福祉行政の事業内容は全国で一律である。
4．医療費の財源では患者自己負担の占める割合が最も高い。

005 近年の日本の社会保障給付費の動向はどれか。
1．増加傾向
2．減少傾向
3．横ばい
4．年によってばらつきがある

006 平成24年度の社会保障給付費の中で医療の占める割合はどれか。
1．18.4％
2．31.9％
3．49.7％
4．55.6％

007 社会保険の種類と根拠となる法律との組合せで正しいのはどれか。
1．雇用保険──男女雇用機会均等法
2．労働者災害補償保険──労働基準法
3．介護保険──国民健康保険法
4．医療保険──高齢者医療確保法

008 被保険者の妻（30歳）の外来医療費における自己負担割合で正しいのはどれか。
1．1割
2．2割
3．3割
4．4割

009 医療保険制度に基づく給付でないのはどれか。
1．埋葬料
2．傷病手当金
3．出産手当金
4．児童扶養手当

010 出産育児一時金で正しいのはどれか。
1．医療保険に加入していることが支給の条件である。
2．第2子の出産から支給される。
3．被保険者が扶養している配偶者の出産は対象外である。
4．支給額は母親の年齢によって異なる。

011 平成24年度の国民医療費で正しいのはどれか。2つ選べ。
1．65歳以上の医療費が約30％を占める。
2．前年度比で約6,000億円増加している。
3．財源の約半分は保険料で賄われている。
4．内訳では、歯科診療医療費が薬局調剤医療費を上回っている。
5．傷病別では、がんが最も多くなっている。

012 介護保険制度における原則的な利用者負担の割合はどれか。
1．1割
2．3割
3．5割
4．7割

013 40〜64歳の在宅療養者で介護保険のサービスを利用できるのはどれか。
1．交通事故による外傷
2．アジソン病
3．パーキンソン病
4．ベーチェット病

014 介護保険の第1号被保険者について正しいのはどれか。
1．予防給付の対象は要介護1・2である。
2．対象は60歳以上である。
3．保険料は所得段階別の定額制である。
4．医療保険の保険者が保険料を徴収する。

015 介護保険制度における介護支援専門員（ケアマネジャー）で正しいのはどれか。<u>2つ選べ。</u>
1．訪問看護指示書を作成する。
2．要介護認定に必要な調査を行う。
3．看護師は介護支援専門員資格を兼ねる。
4．ケアプランを作成する。
5．家族介護者の役割分担を決める。

016 介護保険におけるケアプラン作成で適切なのはどれか。
1．本人より家族の意向を尊重する。
2．ケアプランの作成にかかる費用の自己負担は1割である。
3．完成したケアプランは主治医が確認する義務がある。
4．区分支給限度基準額を優先したプランを作成する。
5．ケアプランは利用者本人が作成してもよい。

017 介護老人福祉施設について正しいのはどれか。
1．生活援助と機能訓練を中心に行う施設である。
2．希望すれば訪問介護サービスを受けることができる。
3．長期療養が必要な要支援者が入居の対象となる。
4．入所者100人当たりの看護職員数は3名以上である。

018 介護保険法に基づいて貸与される用具はどれか。2つ選べ。
1．吸引器
2．褥瘡予防用具
3．体位変換器
4．ポータブルトイレ
5．人工呼吸器

019 地域包括支援センターの責任主体はどれか。
1．市町村
2．都道府県
3．国
4．健康保険組合
5．厚生年金基金

020 雇用保険法に規定されているのはどれか。
1．介護休業給付
2．介護休暇
3．15歳未満者の労働
4．健康診断

第3章　社会福祉施策に関する問題

021 平成25年度の被保護者調査における生活保護開始の理由で最も多いのはどれか。
1．貯金等の減少・喪失
2．傷病による
3．仕送りの減少・喪失
4．働きによる収入の減少・喪失

022 生活保護法に設置が規定されているのはどれか。2つ選べ。
1．児童相談所
2．更生施設
3．授産施設
4．助産施設
5．母子・父子福祉センター

023 第3次障害者基本計画の基本理念で強調されているのはどれか。
1. リハビリテーション
2. ノーマライゼーション
3. 共生社会の実現
4. 国際協力

024 育成医療で正しいのはどれか。
1. 12歳未満の児童を対象とする。
2. 適用となる医療機関に制限はない。
3. 利用者の自己負担は一律1割である。
4. 身体に障害のある児が生活能力を得るために必要な医療が給付される。

025 療育手帳の交付の対象となるのはどれか。
1. 低出生体重児
2. 身体障害児
3. 知的障害児
4. 発達障害児

026 精神保健及び精神障害者福祉に関する法律に基づき、入院時に必要な告知事項はどれか。
1. 病名
2. 入院期間
3. 病室番号
4. 入院形態

027 患者本人の同意は得られないが、自殺企図があり、家族の同意を得て入院した場合の入院形態はどれか。
1. 医療保護入院
2. 任意入院
3. 応急入院
4. 緊急措置入院

028 精神科病院に入院している患者に対し制限してはならないのはどれか。
1. 家族との電話
2. 同僚との面会
3. 法務局への電話
4. 警察官との面会

029 心神喪失等の状態で重大な他害行為を行った者の医療及び観察等に関する法律に定められている重大な他害行為はどれか。
1．恐喝
2．殺人
3．窃盗
4．脅迫
5．公然わいせつ

030 児童福祉法に規定されていないのはどれか。
1．小児慢性特定疾病医療費助成制度
2．子育て支援事業
3．療育給付
4．母子・父子福祉施設

031 児童相談所で正しいのはどれか。
1．児童の育成相談業務を行う。
2．国が設置する。
3．設置は任意である。
4．児童福祉司の配置は任意である。

032 小児慢性特定疾病医療費助成制度で正しいのはどれか。
1．18歳未満が公費負担の対象である。
2．他の公的扶助は受けられない。
3．保護者家族の医療費負担はない。
4．入院・通院とも公費で負担される。

033 児童虐待の防止等に関する法律の規定で正しいのはどれか。
1．児童虐待には、身体的虐待、性的虐待、ネグレクト、経済的虐待が含まれる。
2．児童虐待が疑われる際の通告先は警察署である。
3．医療者が保護者の同意なく児童虐待の通告を行うことは守秘義務違反となる。
4．児童相談所長は、虐待が疑われる児童の一時保護を行うことができる。

034 高齢者の虐待について正しいのはどれか。
1．高齢者虐待を発見した者は都道府県に通報する義務がある。
2．市町村は、被虐待高齢者を老人短期入所施設等に入所させることができる。
3．介護施設の従事者は、虐待を通報したことを理由に解雇されることがある。
4．養護者による虐待で最も多いのは介護等放棄（ネグレクト）である。

035 配偶者からの暴力の防止及び被害者の保護等に関する法律（DV防止法）に、2013年の改正で新たに加えられたのはどれか。
1．地域のDVシェルターの建設推進
2．暴力被害者の自立支援
3．交際相手からの暴力に対する法の適用拡大
4．離婚調停の支援

036 配偶者からの暴力の防止及び被害者の保護等に関する法律で、看護師が業務上、配偶者の暴力を受けたと認められる者を発見した際の通報先はどれか。2つ選べ。
1．地方裁判所
2．福祉事務所
3．法務局
4．配偶者暴力相談支援センター
5．警察署

037 社会福祉協議会の活動で正しいのはどれか。
1．がん対策の推進
2．障害者の就労支援活動の推進
3．ボランティア活動の推進
4．女性の社会進出の推進

038 政令市や中核市より小さな規模の市でも設置義務のある組織はどれか。
1．児童相談所
2．社会福祉協議会
3．保健所
4．福祉事務所

第4章 公衆衛生と衛生統計に関する問題

039 WHOの活動はどれか。
1. 20世紀中の天然痘の根絶
2. 開発途上国の児童の教育支援
3. 国境なき医師団の設立
4. 労働者の生活状態の向上支援

040 世界保健機関が提唱したヘルスプロモーションの考え方で適切なのはどれか。
1. 専門職による健康教育が主軸となる。
2. 「すべての人に健康を」を基本理念とする。
3. プライマリヘルスケアの考え方と相反する。
4. 人々が自らの健康をコントロールする。

041 正しい組合せはどれか。
1. アルマ・アタ宣言 ── ヘルスプロモーション
2. オタワ憲章 ── 医学研究の倫理
3. WHO憲章 ── 健康の定義
4. ヘルシンキ宣言 ── プライマリヘルスケア

042 一次予防はどれか。
1. 子宮がん検診
2. 拘縮予防のための理学療法
3. 精神障害者の作業療法
4. 性感染症予防のための避妊具の使用

043 便秘を訴える患者に対する腹部マッサージの有効性を明らかにする研究を行うのに最も適した方法はどれか。
1. 過去1年の間に便秘を訴えた患者の中から、マッサージ実施群と非実施群とを抽出して比較する。
2. 便秘を訴える患者の集団を無作為にマッサージ実施群と非実施群とに分け、以後の経過を観察する。
3. 便秘を訴える患者と訴えない患者にそれぞれマッサージを行い、排便回数の変化を比較する。
4. 便秘を訴える患者にマッサージを行い、便秘が軽快した患者の割合を求める。

044 日本の平成26年(2014年)の老年人口の構成割合に最も近いのはどれか。
1．15%
2．25%
3．35%
4．45%

045 人口の高齢化に関連する指標の説明で正しいのはどれか。
1．老年人口が35％を超えた社会を超高齢社会という。
2．倍加年数とは、高齢化社会から超高齢社会への所要期間をいう。
3．生産年齢人口に対する老年人口の比を老年人口指数という。
4．総人口に対する75歳以上の人口割合を高齢化率という。

046 15～49歳までの女性の年齢別出生率の総和はどれか。
1．合計特殊出生率
2．総再生産率
3．純再生産率
4．粗出生率

047 平成26年の日本における死亡数に最も近いのはどれか。
1．80万人
2．100万人
3．130万人
4．160万人
5．220万人

048 統計の指標で、人口千人当たりで表されるのはどれか。2つ選べ。
1．出生率
2．妊産婦死亡率
3．総再生産率
4．純再生産率
5．粗死亡率

049 平成26年(2014年)の死亡総数に対する悪性新生物の割合に最も近いのはどれか。
1．10%
2．20%
3．30%
4．40%
5．50%

050 平成26年の日本の人口動態統計における悪性新生物についての記述で正しいのはどれか。
1．女性における部位別の死亡数第1位は乳房である。
2．男性における部位別の死亡数第1位は肺である。
3．死因別順位では第2位である。
4．年間死亡数は約90万人である。

051 日本において不慮の事故による死亡の種類で最も多いのはどれか。
1．交通事故
2．中毒
3．転倒・転落
4．溺死
5．窒息

052 母子保健統計に関する用語の説明で正しい組合せはどれか。
1．妊産婦死亡――直接産科的死亡＋間接産科的死亡
2．周産期死亡――妊娠満22週以後の死産＋新生児死亡
3．死産――――妊娠満12週以前の死児の出産
4．新生児死亡――生後1年未満の死亡

053 日本の平成26年（2014年）における女性の平均寿命はどれか。
1．76.38年
2．78.39年
3．80.50年
4．86.83年
5．89.64年

第5章　感染症と予防に関する問題

054 高齢者の多い病棟の院内感染防止対策で正しいのはどれか。
1．メチシリン耐性黄色ブドウ球菌皮膚保菌者の隔離
2．抗インフルエンザ薬の予防投与
3．ノロウイルス食中毒患者の排泄ケア後の衛生的手洗い
4．緑膿菌が検出された褥瘡部ケア時のマスク着用

055 感染症法における2類感染症でないのはどれか。
1．結核
2．重症急性呼吸器症候群（SARS）
3．鳥インフルエンザ（H5N1およびH7N9を除く）
4．中東呼吸器症候群

056 人から人への伝染はないものの、動物や飲食物等を介して人に感染し、健康に影響を与えるおそれのある感染症類型はどれか。
1. 1類感染症
2. 2類感染症
3. 3類感染症
4. 4類感染症
5. 5類感染症

057 結核の動向で正しいのはどれか。
1. 昭和50年まで日本における死因の第1位を占めた。
2. 現在の年間の新登録患者数はおよそ6,000人である。
3. 罹患率は先進諸国に比較して低い。
4. 対策は結核予防法に基づいて行われる。
5. 法律で規定された医療費の公費負担がある。

058 HIV感染症・AIDSの動向で正しいのはどれか。
1. 感染経路は異性間性的接触が最も多い。
2. 全国の保健所において有料・匿名のHIV検査が行われている。
3. 感染症法において4類感染症に指定されている。
4. 世界の地域別推定HIV感染者数はサハラ以南アフリカが最も多い。

059 予防接種法において1回のみの接種とされているのはどれか。
1. ポリオワクチン
2. BCG
3. Hibワクチン
4. 水痘ワクチン
5. 日本脳炎ワクチン

060 予防接種（定期接種）で正しいのはどれか。
1. インフルエンザに使用されるのは生ワクチンである。
2. BCG接種の前にはツベルクリン反応検査が行われる。
3. 麻疹および風疹の予防接種には混合ワクチンが用いられる。
4. 急性灰白髄炎の予防接種は経口接種で行われる。

061 予防接種の注意事項で正しいのはどれか。
1．接種後、別の種類の予防接種を行う際、不活化ワクチンでは6日間以上間隔をあける。
2．接種当日の入浴は控える必要がある。
3．接種当日に発熱のある者は予防接種要注意者に該当する。
4．生ワクチンの接種では、接種後1週間は副反応の出現に注意が必要である。

第6章　生活環境の保全に関する問題

062 地球環境問題とその対策の組合せで正しいのはどれか。
1．地球温暖化――――――――バーゼル条約
2．オゾン層破壊――――――――京都議定書
3．絶滅種の増加――――――――ラムサール条約
4．森林破壊――――――――――モントリオール議定書
5．有害廃棄物の越境移動――ワシントン条約

063 アスベストとの関連性が最も低いのはどれか。
1．肺がん
2．中皮腫
3．石綿肺
4．肺結核

064 光化学オキシダントで正しいのはどれか。
1．冬季の日中に濃度が上昇することが多い。
2．循環器系に強い影響を与える。
3．二酸化炭素が主成分である。
4．濃度上昇により注意報が発令される。

065 ダイオキシンで正しいのはどれか。**2つ選べ**。
1．発がん性が指摘されている。
2．水に溶けやすい。
3．酸とよく反応する。
4．粘膜刺激症状を誘発する。
5．廃棄物の焼却で発生する。

066 健康被害と環境要因の組合せで正しいのはどれか。
1. 粘膜刺激────オゾンホール
2. 紫外線障害───光化学スモッグ
3. 水俣病─────ヒ素
4. イタイイタイ病──カドミウム

067 近年の食中毒の発生状況について正しいのはどれか。
1. 食中毒の患者数は年間10万人程度である。
2. 冬季にはほとんど発生しない。
3. 原因となる食品で最も多いのは魚介類である。
4. 病因物質別の患者数が最も多いのはサルモネラ属菌である。

068 平成25年度末における全国の下水道の普及率に最も近いのはどれか。
1. 35％
2. 55％
3. 75％
4. 95％

第7章　保健活動に関する問題

069 地域保健法について正しいのはどれか。
1. 母子健康センターの設置が規定されている。
2. 老人福祉センターの設置が規定されている。
3. 人材確保支援計画が規定されている。
4. 病院の整備に関する事項が規定されている。

070 健康増進法に基づいて行われるのはどれか。
1. 国民健康・栄養調査
2. 国民生活基礎調査
3. 患者調査
4. 受療行動調査

071 健康増進法に定められているのはどれか。
1. 特定給食施設での調理技術の審査
2. 国民生活基礎調査の実施
3. 利用者が多い施設における喫煙の防止
4. 販売に供する食品の誇大広告の禁止

072 健康日本21で喫煙対策として設定されている目標で正しいのはどれか。
1．禁煙外来受診者を増加させる
2．子育て中の女性の喫煙をなくす
3．受動喫煙の機会のある人の割合を減らす
4．未成年の喫煙率を減少させる

073 法に定められた届出期限について正しいのはどれか。
1．妊娠の届出————妊娠確定後7日以内
2．出生の届出————出生後14日以内
3．死産の届出————死産後14日以内
4．低体重児の届出——出生後7日以内

074 母子保健法で規定されているのはどれか。
1．産前産後の休業
2．人工妊娠中絶
3．育児休業の申出
4．母子健康手帳の交付

075 受胎調節実地指導員の認定について規定している法律はどれか。
1．母子保健法
2．母体保護法
3．生活保護法
4．地域保健法

076 母体保護法で人工妊娠中絶が認められるのはどれか。2つ選べ。
1．胎児に先天性の障害があることが発覚した場合。
2．妊娠の継続によって、母親の心疾患の悪化が予測される場合。
3．暴行され抵抗できず強姦によって妊娠した場合。
4．育児に伴う経済的負担が大きくなることが予測される場合。
5．胎児の性別が母親の希望と異なることが発覚した場合。

077 学校保健安全法に基づき「発症後5日かつ解熱後2日を経過するまで」出席停止とされるのはどれか。
1．結核
2．百日咳
3．流行性耳下腺炎
4．風疹
5．インフルエンザ

078 ワーク・ライフ・バランス憲章の目指す方向性に当てはまらないのはどれか。
1. 就労による経済的自立が可能な社会
2. 健康で豊かな生活のための時間が確保できる社会
3. 多様な働き方・生き方が選択できる社会
4. 男性が就労し、女性は家庭や地域での役割を果たす社会

079 労働基準法で規定されているのはどれか。2つ選べ。
1. 強制労働の禁止
2. 労働者の健康診断
3. 産業医の選任
4. 深夜業
5. 育児休業

080 就業中の妊産婦からの請求がなくても使用者に義務づけられている処遇はどれか。
1. 産前休業
2. 産後休業
3. 育児時間
4. 軽易業務への配置転換

081 労働基準法に規定された育児時間で正しいのはどれか。
1. 児が満1歳になるまでの期間に取得できる。
2. 1日5回まで取得できる。
3. 1回の時間は1時間以内とされる。
4. 男性も取得できる。

082 トータル・ヘルスプロモーション・プランについて誤っているのはどれか。
1. 労働安全衛生法に基づいて実施される。
2. 産業ストレスによる職場不適応状態に対応する。
3. 作業環境測定に基づいて保健指導を行う。
4. 高年齢労働者の増加に対応する。

083 妊婦が時差通勤を会社に申請する際の根拠となる法律はどれか。
1. 労働基準法
2. 母子保健法
3. 育児・介護休業法
4. 男女雇用機会均等法

084 育児休業、介護休業等育児又は家族介護を行う労働者の福祉に関する法律〈育児・介護休業法〉に規定されているのはどれか。
1. 産後8週間を経過しない女性の就業禁止
2. 生後満1年に達しない生児を育てる女性の育児時間中のその女性の使用禁止
3. 妊婦が健康診査を受ける時間の確保
4. 小学校就学の始期に達するまでの子を養育する労働者が請求した場合の時間外労働の制限
5. 妊産婦が請求した場合の深夜業の制限

085 自殺対策基本法に基づき策定された自殺総合対策大綱における数値目標はどれか。
1. 平成28年までに自殺死亡率を5％以上減少させる。
2. 平成28年までに自殺死亡率を10％以上減少させる。
3. 平成28年までに自殺死亡率を20％以上減少させる。
4. 平成28年までに自殺死亡率を30％以上減少させる。

086 がん対策基本法において「専門知識や技能を有する医師・医療従事者の育成」が含まれる基本的施策はどれか。
1. 予防の推進
2. 早期発見の推進
3. がん医療の均てん化の促進
4. 研究の推進等

087 がん対策推進基本計画において、平成24年度の改定で「重点的に取り組むべき課題」に新たに盛り込まれたのはどれか。
1. 放射線療法・化学療法の推進ならびにこれらを専門的に行う医師等の育成
2. 治療の初期段階からの緩和ケアの推進
3. がん登録の推進
4. 働く世代や小児へのがん対策の充実

088 難病の定義に当てはまらないのはどれか。
1. 発病の機構が明らかになっている。
2. 治療法が確立していない。
3. 希少な疾病である。
4. 長期の療養を必要とする。

089 平成25年(2013年)国民健康・栄養調査において、やせ(BMI＜18.5)の割合が最も高いのはどれか。
1. 20〜29歳の女性
2. 30〜39歳の女性
3. 40〜49歳の男性
4. 50〜59歳の男性

090 特定健康診査の基本的な健診項目に含まれるのはどれか。
1. 心電図
2. 眼底検査
3. 貧血検査
4. 腹囲測定

第8章　医療機関・従事者の職務に関する問題

091 保健師助産師看護師法に基づく看護師の義務はどれか。
1. 看護研究
2. 秘密保持
3. 勤務時間の報告
4. 看護記録の保存

092 保健師助産師看護師法に規定されているのはどれか。
1. 損害賠償責任
2. 責務不履行
3. 業務上過失致死傷罪
4. 業務停止

093 業務独占の免許はどれか。
1. 看護師
2. 保健師
3. 介護福祉士
4. 管理栄養士

094 看護師の守秘義務で正しいのはどれか。
1. 守らない場合でも刑罰は特にない。
2. 患者の死亡により義務が消滅する。
3. 看護研究のためであれば課されない。
4. 看護師でなくなったあとも継続する。

095 看護師等の人材確保の促進に関する法律に規定されているのはどれか。
1．看護師等就業協力員の委嘱
2．看護師免許の申請
3．保健師等再教育研修
4．看護師等学校養成所の指定

096 新たに業務に従事する看護師に対する臨床研修実施の努力義務を規定している法律はどれか。
1．医薬品、医療機器等の品質、有効性及び安全性の確保等に関する法律
2．看護師等の人材確保の促進に関する法律
3．医療法
4．健康保険法

097 平成26年の就業者数で正しい組合せはどれか。
1．保健師──およそ11万人
2．助産師──およそ8万人
3．看護師──およそ109万人
4．准看護師──およそ83万人

098 医療法施行規則で規定されているのはどれか。
1．病室の照度
2．病室の湿度
3．ベッドマットレスの硬度
4．1床当たりの床面積

099 医療法における病床種別と入院患者数に対する看護職員の人員配置基準との組合せで正しいのはどれか。
1．結核病床──患者6人に1人以上
2．療養病床──患者8人に1人以上
3．一般病床──患者3人に1人以上
4．感染症病床──患者2人に1人以上

100 医薬品の取り扱いで正しいのはどれか。
1．毒薬は、鍵のかかる場所に貯蔵しなければならない。
2．劇物の取り扱いは医薬品、医療機器等の品質、有効性及び安全性の確保等に関する法律に規定されている。
3．麻薬管理者は、麻薬に関する事故が生じた際には厚生労働大臣に届け出なければならない。
4．麻薬施用者免許が得られるのは、医師、歯科医師、獣医師、薬剤師である。

101 医療機関における麻薬の取り扱いについて正しいのはどれか。
1．麻薬を紛失した場合、麻薬管理者は厚生労働大臣に届出が必要である。
2．病棟で麻薬を保管する際は、劇薬と同一の保管場所でよい。
3．使用して残った麻薬注射液は病棟で廃棄する。
4．麻薬注射液の使用後のアンプルは麻薬管理責任者に返却する。

102 臓器の移植に関する法律（臓器移植法）において、臓器移植の対象でないのはどれか。
1．膵臓
2．心臓
3．肺
4．胃

103 医療過誤で正しいのはどれか。
1．刑事上の法的責任は問われない。
2．業務上必要とされる注意を怠った場合に責任を問われる。
3．事故に至らなかったものも含む。
4．非侵襲的行為によるものは含まれない。

104 病院内の医療安全管理で正しいのはどれか。
1．インシデント報告を作成させることで個人の反省を促す。
2．医療事故が発生した場合、病棟内でできるだけ解決する。
3．看護師が起こした事故の情報を他職種と共有する必要はない。
4．事故につながりやすい業務上の要因を明らかにする。

105 病院の管理者に課されている安全管理対策で正しいのはどれか。
1．医療安全管理のための指針の整備
2．特定機能病院における兼任の医療安全管理者の設置
3．医療事故発生時の医療安全支援センターへの報告
4．医薬品安全管理責任者の任意設置

解答

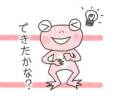

001 | 正解 3

- ×1：母子世帯になった原因は離婚が約8割を占め最も多い。
- ×2：2011（平成23）年度「全国母子世帯等調査」によれば、母親の平均年齢は39.7歳である。年齢階級別では「40～49歳」が最も多く、次いで「30～39歳」となっている。
- ○3：母子世帯への福祉施策のなかで最も需要が高いのが修学資金である。
- ×4：2013（平成25）年「国民生活基礎調査」によれば、母子世帯における平均所得は約243万円となっている。全世帯の平均所得は約537万円であることから、一般世帯の5割弱である。

002 | 正解 2

- ×1＆4：金銭や物資の援助は道具的（手段的）サポートに当たる。
- ○2：傾聴・共感（肯定）などの心のサポートは情緒的サポートに当たる。
- ×3：情報の提供やアドバイスは情報的サポートに当たる。

003 | 正解 3

憲法第25条では「すべて国民は、健康で文化的な最低限度の生活を営む権利を有する。国は、すべての生活部面について、社会福祉、社会保障及び公衆衛生の向上及び増進に努めなければならない」とされている。

004 | 正解 2

- ×1：ノーマライゼーションは社会保障制度の基本理念に含まれる。
- ○2：生存権は憲法第25条に謳われた、保健医療福祉の基本理念である。
- ×3：事業内容は、地域の特性やニーズなどによって、都道府県や自治体ごとに特色がある。全国一律ではない。
- ×4：2012（平成24）年度における国民医療費の財源は、公費が38.6％、保険料が48.8％、患者自己負担が12.6％で、保険料の割合が最も高い。

005 | 正解 1

日本の社会保障給付費は年々増加しており、2009（平成21）年度には100兆円を突破し、2012（平成24）年度では約108兆5,000億円となっている。少子高齢化などの影響を受け、今後も増加することが予想されている。

006 | 正解 2

2012（平成24）年度の社会保障給付費の割合は、「年金」が最も大きく49.7％、次いで「医療」が31.9％、「福祉その他」が18.4％となっている。

007 | 正解 4

- ×1：雇用保険の根拠法は雇用保険法である。
- ×2：労働者災害補償保険（労災保険）の根拠法は労働者災害補償保険法である。労働基準法は、一般労働者の労働条件などを規定する法律である。
- ×3：介護保険の根拠法は介護保険法である。国民健康保険法は、医療保険の根拠法の１つである。
- ○4：高齢者医療確保法（高齢者の医療の確保に関する法律）は、医療保険のうち後期高齢者医療制度を規定する法律である。

008 | 正解 3

国民健康保険、健康保険ともに、被保険者本人・被保険者家族の自己負担割合は３割（小学校就学前までは２割、70〜74歳は原則２割、75歳以上は原則１割）となっている。

009 | 正解 4

- ○1＆2＆3：埋葬料、傷病手当金、出産手当金は医療保険制度に基づく給付（現金給付）に該当する。
- ×4：児童扶養手当は、児童扶養手当法に基づいて給付される手当で、母子（父子）家庭の生活の安定と自立の促進、児童の福祉増進を目的としている。

010 | 正解 1

- ○1：出産育児一時金は、医療保険制度に基づく給付であり、医療保険の被保険者および被扶養者が出産した場合に現金が支給される制度である。
- ×2：第１子から１児出産するごとに支給される。
- ×3：医療保険の被保険者および被扶養者の出産に対して支給される。
- ×4：支給額は原則42万円で、母親の年齢や実際の分娩費用の金額にかかわらず一律である。

011 | 正解 2＆3

- ×1：現状では、65歳以上の高齢者の医療費が全体の50％以上を占めている。
- ○2：国民医療費は毎年およそ１兆円ずつ増加している。2012（平成24）年度においては、前年度比6,267億円増となっている。
- ○3：医療費の財源の内訳は、保険料が48.8％で最も多く、次いで公費（38.6％）、患者負担（12.6％）となっており、全体の費用の約半分が保険料で賄われている。
- ×4：内訳では、医科診療医療費が72.2％で最も多く、次いで薬局調剤医療費（17.1％）、歯科診療医療費（6.9％）となっている。
- ×5：傷病別では、循環器系の疾患（20.5％）が最も多くなっている。がん（新生物）は第２位（13.5％）である。

012 | 正解　1

介護保険制度における利用者負担の割合は原則として１割である。ただし一定以上所得者の自己負担割合は２割となっている（2015［平成27］年８月〜）。

013 | 正解　3

- ✕１：介護保険制度における特定疾病は「老化に起因する疾病」であり、交通事故による外傷は該当しない（医療保険適用となる）。
- ✕２＆４：これらは難病法に基づく医療費助成の対象疾患（指定難病）であるが、介護保険制度における特定疾病には指定されていない。
- ○３：パーキンソン病は介護保険制度の特定疾病に指定されており、介護保険のサービスを利用できる。

014 | 正解　3

- ✕１：予防給付の対象は要支援１・２である。
- ✕２：第１号被保険者の対象は65歳以上の者である。
- ○３：保険料は所得段階別の定額保険料となっている（低所得者には負担軽減措置が講じられる）。
- ✕４：医療保険の保険者が医療保険料として介護保険料を徴収する方法は、第２号被保険者に対して行われている。

015 | 正解　2＆4

- ✕１：訪問看護指示書は、訪問看護を行う際に必要な医師からの指示書であり、主治医が作成する。
- ○２＆４：介護支援専門員の主な業務には、ケアプランの作成、居宅サービス事業者など関係各所との連絡・調整、要介護認定に関する業務（市町村は、要介護認定のための訪問調査を居宅介護支援事業者や介護保険施設に委託することができ、委託された場合にはそこに配置された介護支援専門員などが調査にあたる）などがある。
- ✕３：介護支援専門員の資格は、医療・福祉の有資格者で５年以上の実務経験を有する者が、都道府県が実施する試験および研修を経て取得する。看護師資格と兼ねるものではない。
- ✕５：家族介護者の役割分担は本人および家族自身が決めることである。

016 | 正解　5

- ✕１：どちらか一方の意見を尊重するのではなく、どちらの意向も十分に取り入れる必要がある。
- ✕２：ケアプランの作成は全額が保険給付で賄われ、本人の自己負担はない。
- ✕３：医師の確認は義務づけられていない。
- ✕４：利用者のニーズが優先されるべきである。ただし限度額を超えると、超過

分の全額が利用者の自己負担となるため、その点を考慮してケアプランを作成する必要がある。
- ○ 5：ケアプランは利用者本人が作成してもよい。通常は、本人や家族の意向を確認しながら、介護支援専門員（ケアマネジャー）が作成することが多い。

017 | 正解　4

- × 1：生活援助と機能訓練を中心に行うのは介護老人保健施設である。
- × 2：介護老人福祉施設利用者への訪問介護サービスは認められていない。
- × 3：要介護者（原則として要介護3以上）が対象である。要支援者は施設サービスを利用できない。
- ○ 4：選択肢の通り。

018 | 正解　2&3

- × 1 & 5：これらは医療機器である。
- ○ 2 & 3：褥瘡予防用具や体位変換器は介護保険（居宅サービス）の「福祉用具の貸与」の対象種目に該当する。
- × 4：ポータブルトイレ（腰掛便座）は、衛生面などから貸与になじまないため、「特定福祉用具販売」の対象種目として、購入費が支給される（支給限度額は年間10万円まで）。

019 | 正解　1

地域包括支援センターは、地域住民の心身の健康の保持、保健医療の向上および福祉の増進を包括的に支援することを目的とした施設で、市町村が責任主体となる。また市町村は、その実施を在宅介護支援センター設置者や社会福祉法人などに委託することができる。

020 | 正解　1

- ○ 1：雇用保険制度は、労働者の生活および雇用の安定と就職の促進のために失業等給付を行う制度で、雇用継続給付の1つとして「介護休業給付」を規定している。
- × 2：介護休暇は育児・介護休業法に規定されている。
- × 3：15歳未満者の労働禁止は労働基準法に規定されている。
- × 4：労働者の健康診断は労働安全衛生法に規定されている。

021 | 正解　1

- ○ 1：2003（平成25）年度の被保護者調査では、生活保護開始の主な理由のうち、「貯金等の減少・喪失」が29.4％と最も多くなっている。
- × 2 & 3 & 4：「貯金等の減少・喪失」に次いで多いのは「傷病による」で26.4％、「働きによる収入の減少・喪失」が23.5％となっている。

022｜正解 2&3

× 1：児童相談所は児童福祉法に規定された児童福祉の実践機関である。
○ 2：更生施設は生活保護法に基づいて設置される施設で、身体上または精神上の理由により養護および生活指導を必要とする要保護者を入所させて、生活扶助を行うことを目的としている。
○ 3：授産施設は生活保護法に基づいて設置される施設で、身体上もしくは精神上の理由または世帯の事情により就業能力の限られている要保護者に対して、就労または技能の修得のために必要な機会および便宜を与えて、その自立を助長することを目的としている。
× 4：助産施設は児童福祉法に規定された児童福祉施設の1つで、保健上必要があるにもかかわらず、経済的理由などにより、入院助産を受けることができない妊産婦が、低額の費用で入院助産を受けることができる施設である。なお助産施設への入所手続きは福祉事務所が行っている。
× 5：母子・父子福祉センターは母子及び父子並びに寡婦福祉法に基づいて設置される施設で、無料または低額で各種相談、生活指導などを行う、母子家庭・父子家庭のための福祉施設である。

023｜正解 3

第3次障害者基本計画は、2013～2017（平成25～29）年度の障害者施策の基本的方向性を示したもので、障害者基本法に基づいた基本理念として、「すべての国民が、障害の有無によって分け隔てられることなく、相互に人格と個性を尊重し合いながら共生する社会の実現」が掲げられている。

024｜正解 4

× 1：18歳未満の児を対象としている。
× 2：都道府県の指定を受けた医療機関のみが適用となる。
× 3：低所得者や継続的な負担がある場合などに配慮し、世帯の所得等に応じて上限額が定められた「応能負担」である（上限額に満たない場合は、原則として費用の1割を負担）。
○ 4：育成医療は、身体に障害のある児に対し、生活の能力を得るために必要な医療を給付する制度である。かつては児童福祉法に規定されていたが、現在は障害者総合支援法に規定されている。

025｜正解 3

「療育手帳」は、知的障害者（児）に対して交付される障害者手帳で、児童相談所（18歳未満）または知的障害者更生相談所（18歳以上）で判定され、都道府県知事（または政令指定都市の長）が交付する。法的な根拠はなく、1973（昭和48）年の厚生省（当時）の事務次官通知によって「療育手帳制度」が設けられ、これに基づいて都道府県（政令指定都市）が独自に交付している。そのため名称にも統一規定がなく、「みどりの手帳」「愛護手帳」「愛の手帳」といった名称を使用している自治体もある。

026 | 正解 4

精神科への入院時には、いずれの入院形態かにかかわらず、入院形態の種類、入院中の制限や権利、退院の請求等について、病院側が患者へ、口頭および書面にて告知する義務がある。

027 | 正解 1

- ○ 1：医療保護入院は、本人の同意は得られないが、家族等の同意を得て入院した場合の入院形態である。
- × 2：任意入院は、本人の同意に基づく入院形態である。
- × 3：応急入院は、急を要し、家族等の同意を得ることができない場合、本人の同意がなくても72時間に限り入院させることができる入院形態である。
- × 4：緊急措置入院は、自傷他害のおそれが著しい場合、精神保健指定医１名による診察で、72時間に限り、都道府県知事の権限で入院させることができる入院形態である。

028 | 正解 3

精神科病院の管理者は、入院中の患者に対し、医療や保護に欠くことのできない範囲で行動を制限することができる。ただし、信書（手紙）の発受、また都道府県および地方法務局、その他人権擁護に関する行政機関の職員並びに患者の代理人である弁護士との電話や面会は、制限できない（精神保健福祉法による規定）。

029 | 正解 2

心神喪失等の状態で重大な他害行為を行った者の医療及び観察等に関する法律（心神喪失者等医療観察法）における重大な他害行為には、殺人、放火、強盗、強姦、強制わいせつ、傷害が該当する。

030 | 正解 4

- ○ 1：小児慢性特定疾病医療費助成制度（旧・小児慢性特定疾患治療研究事業）は、児童福祉法に規定された医療費公費負担制度で、18歳未満（引き続き治療が必要と認められる場合は20歳未満）を対象とし、14疾患群704疾患に該当する児童の医療費の自己負担分の給付が（所得に応じて）行われる。
- ○ 2：子育て支援事業は、市町村に努力義務のある児童の健全育成のための事業であり、児童福祉法に規定されている。
- ○ 3：療育給付は、入院治療を要する結核児童に対する医療費の公費負担制度で、児童福祉法に規定されている。
- × 4：母子・父子福祉施設は、母子及び父子並びに寡婦福祉法に規定されている。

031 | 正解 1

- ○ 1：児童相談所の業務は多岐にわたるが、育成相談（育児やしつけ、不登校、

適性の相談など）も業務の１つである。
- **✗ 2 & 3**：児童相談所は児童福祉法に規定された施設で、都道府県等に設置義務がある。
- **✗ 4**：児童福祉司の児童相談所への配置は都道府県の義務である。児童福祉司とは、児童相談所の職員で、児童福祉全般を支援するエキスパートである。任用資格であり、社会福祉士や医師等が児童福祉司の任務に当たるが、児童相談所に配属されて初めて児童福祉司を名乗ることができる。

032 | 正解 4

小児慢性特定疾病医療費助成制度（旧・小児慢性特定疾患治療研究事業）は、児童福祉法第21条に規定されている公費負担制度で、医療費の自己負担の一部を補助する制度である。2015（平成27）年9月現在では14疾患群704疾患が本制度の対象となっている。申請は保健所に行う。実施主体は都道府県および指定都市、中核市である。

- **✗ 1**：原則18歳未満が対象だが、引き続き治療が必要と認められる場合には20歳未満が対象となり継続申請できる。
- **✗ 2**：特別児童扶養手当など、性質が異なる他の公的扶助は受けることができる。
- **✗ 3**：保護者の所得に応じて自己負担分の一部が給付される。ただし生活保護世帯においては全額が給付され、保護者の医療費負担はない。
- **〇 4**：両者とも本制度の公費負担の対象である。

033 | 正解 4

- **✗ 1**：児童虐待には、身体的虐待、性的虐待、ネグレクト（養育の放棄・拒否など）、心理的虐待が含まれる。
- **✗ 2**：虐待を受けたと思われる児童を発見した者は、すみやかに市町村、福祉事務所もしくは児童相談所に通告しなければならない。
- **✗ 3**：児童虐待防止法の第6条に、「刑法の秘密漏示罪やその他の守秘義務に関する法律の規定は、児童虐待の通告をする義務の遵守を妨げるものと解釈してはならない」とあり、秘密漏示や守秘義務違反には当たらない。
- **〇 4**：児童相談所長は、虐待を受けたと思われる児童に対し、必要に応じて一時保護を行うことができる。

034 | 正解 2

- **✗ 1**：高齢者虐待を発見した者は市町村に通報する義務がある。
- **〇 2**：設問の通り。市町村は、高齢者虐待防止法に基づいて、被虐待高齢者に対して、一時的保護や老人短期入所施設等に入所させるなど、必要な居室を確保するための措置を講じるものとされている。
- **✗ 3**：養護・介護施設の従事者等は、高齢者虐待を通報したことを理由に、解雇やその他の不利益な取り扱いを受けないことが、高齢者虐待防止法で規定されている。

× 4：厚生労働省の「高齢者虐待の防止、高齢者の養護者に対する支援等に関する法律に基づく対応状況等に関する調査（平成25年度）」によると、養護者による高齢者虐待で最も多いのは「身体的虐待」で、全体の65.3％を占める。

035 | 正解 3

× 1：DVシェルターの建設について、法的な規定はない。
× 2：暴力被害者の自立支援は、2004（平成16）年の法改正の際に明確にされた項目である。
○ 3：2013（平成25）年の改正では、従来のDV防止法の対象とされていた「法律婚または事実婚の配偶者（婚姻関係を解消した場合の元配偶者も含む）からの暴力」に加えて、「生活の本拠を共にする交際相手（同居を解消した交際相手も含む）からの暴力」も法の適用対象となった。
× 4：本法とは関連性がない。

036 | 正解 4&5

配偶者からの暴力の防止及び被害者の保護等に関する法律では、その第6条で、「配偶者からの暴力を受けている者を発見した者は、その旨を配偶者暴力相談支援センターまたは警察官に通報するよう努めなければならない」と定めている。また、医師やその他の医療関係者は、業務上、配偶者暴力の被害者を発見したときは、被害者の意思を尊重したうえで、配偶者暴力相談支援センターまたは警察官に通報することができる、とされている。なおこの際の通報は、刑法上の秘密漏示罪や、その他の守秘義務違反には該当しないことも定められている。

037 | 正解 3

× 1：がん対策の推進は、がん対策基本法に規定されている。
× 2：障害者の就労支援は、「就労移行支援事業」として障害者総合支援法に盛り込まれている。
○ 3：社会福祉協議会は、社会福祉法に規定された民間団体で、市町村、都道府県などの地域レベルで組織される。福祉サービスを中心に、ボランティア活動支援も行っている。
× 4：女性の社会進出を推進するための法律として、2015（平成27）年に「女性の職業生活における活躍の推進に関する法律（女性活躍推進法）」が成立した。

038 | 正解 4

政令市（政令指定都市、指定都市）とは政令で指定された人口50万以上の市、中核市とは政令で指定された人口20万以上の市をいう。
× 1：児童相談所は、児童福祉法に基づき、都道府県等に設置される。
× 2：社会福祉協議会は民間団体であり必置の組織ではない。社会福祉法に規定されている。

- ×3：保健所は、地域保健法に基づき、都道府県、指定都市、中核市、その他政令で定める市または特別区に設置される。
- ○4：福祉事務所は、社会福祉法に基づき、都道府県および市（特別区を含む）に設置義務がある（町村は任意）。

039｜正解 1

- ○1：1967年にWHO（世界保健機関）が「全世界天然痘根絶計画」を発足させ、1980年のWHO総会で天然痘の根絶を正式に確認した。
- ×2：開発途上国の児童の教育支援は、主にUNICEF（ユニセフ）などが行っている。
- ×3：国境なき医師団は、1971年にフランス人医師らによって結成され、国際的に医療・人道援助活動を行う、非営利の民間団体である。
- ×4：労働者の生活状態の向上に対する支援は、主にILO（国際労働機関）などが行っている。

040｜正解 4

- ×1＆○4：ヘルスプロモーションとは、「人々が主体的に自らの健康をコントロールし、改善することができるようにするプロセス」である。
- ×2＆3：「すべての人に健康を」を基本理念とするのはプライマリヘルスケアである。ヘルスプロモーションの考え方は、プライマリヘルスケアに相反するものではなく、プライマリヘルスケアの概念とともに、個人や集団の健康を支援する環境づくりを目指すものである。

041｜正解 3

- ×1：アルマ・アタ宣言は、WHOとUNICEF（ユニセフ）によるプライマリヘルスケアに関する宣言である。
- ×2：オタワ憲章は、ヘルスプロモーションに関する憲章である。
- ○3：WHO憲章の前文には、「健康」の定義が記されている。
- ×4：ヘルシンキ宣言は、「ヒトを対象とする医学研究の倫理的原則」であり、1964年にヘルシンキ（フィンランド）で行われた世界医師会第18回総会で採択された。インフォームドコンセント等について謳っている。

042｜正解 4

- ×1：特定の疾患の早期発見を目的とした「がん検診」は二次予防に当たる。
- ×2＆3：拘縮予防のための理学療法や精神障害者の作業療法は、疾病罹患後に能力の低下を防止したり、リハビリテーションを通してADLやQOLの向上を目指すものであり、三次予防に当たる。
- ○4：性感染症を予防するために避妊具（コンドーム）を使用することは、疾病の発症要因を除去するための行動であり、一次予防に当たる。

043 | 正解 2

× 1：過去のデータからの抽出・検証であり、症例対照研究（後ろ向き調査）である。有用性はあるが、純粋にマッサージだけの効果かどうかは検討できない。
○ 2：同じ訴えをもつ患者について、無作為にマッサージをする群としない群とに分けて追跡する調査はランダム化比較試験（RCT）にあたり、疫学研究のなかで最も信頼性が高い手法である。
× 3：「便秘に対する腹部マッサージの有効性」を知りたいのであり、対象は便秘を訴える患者に限定すべきである。
× 4：マッサージを行わない群（対照群）が設定されていないため比較ができず、研究方法としては不十分である。排便回数の増加がマッサージの効果だったかどうかは、この方法ではわからない。

044 | 正解 2

2014（平成26）年における日本の総人口はおよそ1億2,708万人で、このうち老年人口（65歳以上）は3,300万人、全人口に対する割合は26.0％である。

045 | 正解 3

× 1：超高齢社会とは、老年人口割合が21％以上の社会のことをいう。なお、老年人口割合が7％を超えた社会を高齢化社会、14％を超えた社会を高齢社会という。日本は現在超高齢社会である。
× 2：倍加年数とは、老年人口割合が7％から14％に達するまでに要した年数のことで、高齢化社会から高齢社会への所要期間をいう。日本における倍加年数は25年（1970［昭和45］年に7％を超え、1995［平成7］年に14％を超えている）で、先進国において最も早いスピードで高齢化が進んでいる。
○ 3：老年人口指数は、「老年人口÷生産年齢人口×100」で表される。なお、「老年化指数」は「老年人口÷年少人口×100」で表されるため、混同注意。
× 4：高齢化率とは、総人口に対する65歳以上の人口割合を指す。2014（平成26）年における日本の高齢化率（老年人口割合）は26.0％である。

046 | 正解 1

合計特殊出生率とは、15～49歳の女性が一生のうちに産む平均的な子どもの数を表したものであり、その年次の15～49歳の女性の年齢別出生率を合計したものである。なお2014（平成26）年の合計特殊出生率は1.42となっている。

047 | 正解 3

日本における2014（平成26）年の死亡数は127万3,004人で、人口千対の粗死亡率（死亡率）は10.1となっている。

048 | 正解 1&5

- ○1：出生率は、「1年間の出生数÷その年次の人口×1,000」で表される。すなわち、人口千人当たりの出生数を示すものである。
- ×2：妊産婦死亡率は、「年間妊産婦死亡数÷年間出産数（出生数＋死産数）×100,000」で表される。すなわち、妊産婦10万人当たりの妊産婦死亡数を示すものである。
- ×3：総再生産率は、「母親の年齢別女児出生数÷年齢別女性人口」の15～49歳の合計で、1人の女性が産むと考えられる平均女児数を表すものであり、人口対で表されるものではない。
- ×4：純再生産率は、総再生産率に15～49歳の女性の死亡率を考慮して算出されるものであり、人口対で表される値ではない。
- ○5：粗死亡率は「1年間の死亡数÷年央人口（1年の中央時点の人口）×1,000」で表される。すなわち、人口千人当たりの死亡数を示すものである。

049 | 正解 3

2014（平成26）年における、死亡総数に対する悪性新生物が占める死因の割合は28.9％で第1位である。なお、第2位の心疾患が占める割合は15.5％、第3位の肺炎が占める割合は9.4％となっている。

050 | 正解 2

- ×1：女性における部位別の死亡数は、第1位が大腸、第2位が肺、第3位が胃となっている。
- ○2：男性における部位別の死亡数は、第1位が肺、第2位が胃、第3位が大腸となっている。
- ×3：悪性新生物の死因別順位は、1981（昭和56）年以来変わらず第1位である。
- ×4：年間死亡数は36万8,103人（死亡総数に対する割合は28.9％）となっている。

051 | 正解 5

2013（平成25）年における不慮の事故による死亡のうち、不慮の事故の種類別割合をみると、窒息が24.5％と最も多く、次いで転倒・転落（19.6％）、溺死および溺水（19.0％）、交通事故（15.3％）となっている。

052 | 正解 1

- ○1：妊産婦死亡とは、妊娠中または妊娠終了後満42日未満の死亡を指し、直接産科的死亡と間接産科的死亡がある。
- ×2：周産期死亡とは、妊娠満22週以後の死産＋早期新生児（生後1週未満）死亡である。
- ×3：死産とは、妊娠満12週以後の死児の出産を指す。
- ×4：新生児死亡とは、生後4週未満の死亡を指す。生後1年未満の死亡は「乳

児死亡」である。

053 | 正解 4

日本における2014（平成26）年の平均寿命は、男性で80.50年、女性で86.83年となっており、延伸傾向が続いている。

054 | 正解 3

- ✕1：メチシリン耐性黄色ブドウ球菌（MRSA）は、通常でも鼻腔や皮膚に見出される細菌であり、皮膚保菌者の隔離を行う必要はない。
- ✕2：現在のところ、抗インフルエンザ薬の予防投与は推奨されていない。予防の観点からは、インフルエンザワクチンの接種を行う。
- ○3：ノロウイルスの感染経路は経口感染で、手指を介して感染する。ケア後は必ず衛生的手洗いを行う。
- ✕4：緑膿菌感染は飛沫感染ではなく接触感染で起こる。ケア後の衛生的手洗いを行う。

055 | 正解 3

- ○1：結核は2006（平成18）年の法改正で新たに2類感染症に追加された。
- ○2：重症急性呼吸器症候群（SARS）は2006（平成18）年の法改正で新たに2類感染症に追加された。
- ✕3：鳥インフルエンザは、鳥インフルエンザ（H5N1）および（H7N9）を除き4類感染症に指定されている。鳥インフルエンザ（H5N1）および（H7N9）は2類感染症である。
- ○4：中東呼吸器症候群（MERS）は2014（平成26）年の法改正において新たに2類感染症に追加された。

056 | 正解 4

- ✕1：1類感染症は、「感染力、罹患した場合の重篤性等に基づく総合的な視点からみた危険性が極めて高い感染症」とされる。
- ✕2：2類感染症は、「感染力、罹患した場合の重篤性等に基づく総合的な視点からみた危険性が高い感染症」とされる。
- ✕3：3類感染症は、「感染力、罹患した場合の重篤性等に基づく総合的な視点からみた危険性は高くないが、特定の職業への就業によって感染症の集団発生を起こしうる感染症」とされる。
- ○4：4類感染症は、「動物、飲食物等の物件を介して人に感染し、国民の健康に影響を与えるおそれのある感染症（人から人への伝染はない）」とされる。
- ✕5：5類感染症は、「国が感染症発生動向調査を行い、その結果等に基づいて必要な情報を一般国民や医療関係者に提供・公開していくことによって、発生・拡大を防止すべき感染症」とされる。

057 | 正解　5

- **× 1**：結核は、1950（昭和25）年まで日本における死因の第1位を占め、亡国病あるいは国民病と呼ばれた。1975（昭和50）年には死因の順位は第10位にまで低下し、2013（平成25）年現在は第26位となっている。
- **× 2**：近年の新登録結核患者数は年間およそ2万人前後で、2013（平成25）年の新登録患者数は20,495人となっている。
- **× 3**：罹患率は先進諸国の中では依然高い状況にある。日本が16.1（2013［平成25］年）であるのに対し、例えば米国は3.1（2012年）、ドイツは4.9（2012年）、イタリアは5.6（2011年）などとなっている。
- **× 4**：結核対策は、以前は結核予防法に規定されていたが、2006（平成18）年に感染症の予防及び感染症の患者に対する医療に関する法律（感染症法）に統合され（2007［平成19］年4月から順次施行）、結核予防法は廃止となった。
- **○ 5**：感染症法第37条で、肺結核及び肺外結核の患者に対する医療費の公費負担制度について規定されている（結核児童については児童福祉法に規定されている）。

058 | 正解　4

- **× 1**：感染経路は性的接触によるもの、特に同性間性的接触が72.3％と最も多い。
- **× 2**：全国の保健所において無料・匿名のHIV検査が行われている。
- **× 3**：AIDS予防法が廃止されたのち、感染症法の対象疾患となった際には4類感染症に分類されていたが、2003（平成15）年の法改正で5類感染症となった。
- **○ 4**：世界の地域別HIV感染者数はサハラ以南アフリカが最も多く、2,470万人と推定される。なお、全世界の感染者総数は3,500万人と推定されている（国連合同エイズ計画［UNAIDS］による2013年末現在の推定中央値）。

059 | 正解　2

- **× 1**：ポリオワクチンは、ジフテリア・百日咳・破傷風（DPT）との4種混合ワクチン（DPT-IPV）が定期接種に用いられている。I期初回に3回、I期追加で1回の計4回の接種となっている。
- **○ 2**：BCGは結核予防のための生ワクチンで、1歳未満に1回の接種となっている。
- **× 3**：Hibワクチンは、生後2か月以上60か月に至るまでに、初回3回、追加1回の計4回接種となっている。
- **× 4**：水痘ワクチンは、生後12〜36か月に、初回1回、追加1回の計2回の接種となっている。
- **× 5**：日本脳炎ワクチンは、I期初回で2回、I期追加で1回、2期で1回の計4回の接種となっている。

060 | 正解 3

- ×1：インフルエンザの予防接種に使用されるのは不活化ワクチンである。
- ×2：ツベルクリン反応検査は結核菌の感染の有無を調べる検査である。以前はBCGの接種前にツベルクリン反応検査を実施し、陰性者のみにBCG接種をしていたが、2003（平成15）年の予防接種法改正で、BCG直接接種が導入され、ツベルクリン反応検査を省略することになった。
- ○3：麻疹および風疹の予防接種には混合ワクチン（MR混合ワクチン）が用いられる。
- ×4：急性灰白髄炎（ポリオ）の予防接種は、以前は生ワクチンの経口接種だったが、2012（平成24）年9月から不活化ワクチンの皮下注射による接種となった。同年11月からはジフテリア・百日咳・破傷風・不活化ポリオの4種混合ワクチンが定期接種に用いられている。

061 | 正解 1

- ○1：別の種類の予防接種を行うまでには、生ワクチンで27日間以上、不活化ワクチンで6日間以上の間隔をおくこととされている。
- ×2：入浴してもよいが、注射の刺入部位を強くこすらないよう注意する。
- ×3：接種当日に明らかな発熱のある者は予防接種不適当者に該当し、予防接種を受けることはできない。
- ×4：接種後、生ワクチンでは4週間、不活化ワクチンでは1週間は副反応の出現に注意する必要がある。

062 | 正解 3

- ×1：地球温暖化への対策として、1997年には京都議定書が、2015年にはパリ協定が採択されている。
- ×2：オゾン層の破壊への対策として、モントリオール議定書が採択されている。
- ○3：絶滅種の増加への対策として、ラムサール条約（水鳥の生息地として国際的に重要な湿地に関する条約）、ワシントン条約（絶滅のおそれのある野生動植物の種の国際取引に関する条約）などがある。
- ×4：森林破壊への対策として、「国連森林フォーラム」「国際熱帯木材機関」などの活動がある。
- ×5：有害廃棄物の越境移動への対策として、バーゼル条約（有害廃棄物の国境を越える移動およびその処分の規制に関する条約）がある。

063 | 正解 4

- ○1＆2＆3：アスベスト（石綿）との関連が明らかな疾患として、①石綿肺、②中皮腫、③肺がん、④良性石綿胸水、⑤びまん性胸膜肥厚があげられる（厚生労働省「石綿による疾病の認定基準」による）。
- ×4：肺結核は感染症であり、明らかな関連性は指摘されていない。

064 | 正解 4

- ×1：光化学オキシダント（光化学スモッグ）は、晴れて風が弱く紫外線の強い夏季の日中に発生しやすい。
- ×2：眼や呼吸器などの粘膜に刺激症状が現れることがある。
- ×3：工場や自動車などから排出される炭化水素と窒素酸化物に、紫外線による光化学反応が加わることで光化学オキシダントが発生する。
- ○4：濃度が上昇した際には都道府県知事等が「光化学スモッグ注意報」を発令する。

065 | 正解 1&5

- ○1：発がん性、催奇形性（動物実験における）などの毒性が指摘されている。
- ×2：水に溶けにくい性質をもつ。
- ×3：酸やアルカリと容易に反応しない安定性の高い物質である。
- ×4：発がん性などが指摘されているが、粘膜刺激症状は起こらない。粘膜刺激症状が生じる代表的な大気汚染物質には光化学オキシダントがある。
- ○5：廃棄物の焼却によって発生することが知られている。

066 | 正解 4

- ×1：粘膜刺激症状との関連性が強い環境要因は光化学スモッグ（光化学オキシダント）である。
- ×2：紫外線障害との関連性が強い環境要因はオゾンホールである。
- ×3：水俣病の原因となったのはメチル水銀である。メチル水銀の慢性中毒により、中枢神経障害などが生じた。ヒ素が原因の公害病としては、宮崎県土呂久の鉱山から排出された亜ヒ酸の摂取により地域住民に発生した慢性ヒ素中毒症などが知られている。
- ○4：イタイイタイ病は、富山県において、鉱山排水中のカドミウムが原因となって生じた公害病である。

067 | 正解 3

- ×1：食中毒の患者数は、平成以降、年間おおむね2〜3万人台で推移している。厚生労働省の「食中毒発生状況」によれば、2014（平成26）年の事件数は976件、患者数は19,355人、死者2人となっている。
- ×2：夏季を中心に細菌性の食中毒が多く発生する一方、冬季にはノロウイルスによる食中毒が多く発生する。
- ○3：原因食品で最も多いのは魚介類（2014［平成26］年では18.7％）で、次いで肉類およびその加工品（同10.0％）、複合調理品（同7.7％）となっている。
- ×4：病因物質別の患者数ではノロウイルスが最も多く、2014（平成26）年では全体の55.6％を占めている。

068 | 正解 3

2013（平成25）年度末における全国の下水道の普及率（下水道処理人口普及率）は77.0％で、下水道事業の推進により着実に上昇しているが、一方で人口5万人未満の中小市町村における普及率は48.7％と、大きな地域格差が生じている。

069 | 正解 3

- ×1：母子健康センターは母子保健法に規定された施設である。
- ×2：老人福祉センターは老人福祉法に規定された施設である。
- ○3：地域保健法は1997（平成9）年に施行された法律で、保健所や市町村保健センターの整備・運営に関する規定のほか、地域保健サービスを円滑に行うための人材育成、人材確保支援計画などが規定されている。
- ×4：病院の開設等については医療法に規定されている。

070 | 正解 1

- ○1：国民健康・栄養調査は、健康増進法（第10条）に基づき厚生労働省によって毎年行われる調査で、国民の身体の状況、栄養摂取量および生活習慣の状況を明らかにし、国民の健康の増進の総合的な推進を図るための基礎資料となる。
- ×2：国民生活基礎調査は、統計法に基づく基幹統計調査で、保健・医療・福祉・年金・所得等国民生活の基礎的事項を調査し、厚生労働行政の企画・運営に必要な基礎資料を得ることなどを目的とした調査である。
- ×3：患者調査は、統計法に基づく基幹統計調査で、病院および診療所を利用する患者について、その傷病の状況等の実態を明らかにし、医療行政の基礎資料を得ることを目的とした調査である。
- ×4：受療行動調査は、統計法に基づく一般統計調査で、全国の医療施設を利用する患者について、受療の状況や受けた医療に対する満足度等を調査することにより、患者の医療に対する認識や行動を明らかにし、今後の医療行政の基礎資料を得ることを目的とした調査である。

071 | 正解 4

- ×1：特定給食施設の届出や栄養管理等についての規定はあるが、調理技術の審査に関する規定はない。
- ×2：国民生活基礎調査は統計法に基づく基幹統計調査である。健康増進法に基づいて行われる調査には、国民健康・栄養調査がある。
- ×3：健康増進法には、多数の者が利用する施設における受動喫煙の防止が、努力義務として規定されている。
- ○4：健康増進法では、「食品として販売に供する物に関して、広告その他の表示をするときは、健康の保持増進の効果等について、著しく事実に相違する表示や、著しく人を誤認させるような表示をしてはならない」と規定されている。

072 | 正解 3

- ✗ 1 ：健康日本21では、禁煙外来の受診に関する項目は設定されていない。
- ✗ 2 & 4 ：未成年・妊娠中の女性の喫煙をなくす（いずれも0％へ）ことが目標として設定されている。
- ○ 3 ：「受動喫煙の機会を有する者の割合の減少」が目標として設定されている。

073 | 正解 2

- ✗ 1 ：妊娠の届出には特に期限はなく、すみやかに市町村長に届け出ることとされている。母子保健法に規定がある。
- ○ 2 ：出生の届出は、戸籍法に基づき生後14日以内に出生地の市町村長に届け出る必要がある。
- ✗ 3 ：死産の届出は、「死産の届出に関する規程」に基づき、死産後7日以内に、届出人の所在地または死産があった場所の市町村長に届け出る。
- ✗ 4 ：低体重児（2,500g未満）の届出は、母子保健法に基づきすみやかにその乳児の現在地の市町村に届け出る必要がある。

074 | 正解 4

- ✗ 1 ：産前産後の休業は労働基準法に規定されている。産前は申請により6週間（多胎では14週間）の休業が可能で、産後は8週間の休業をとらせることが事業主に対して義務づけられている。
- ✗ 2 ：人工妊娠中絶に関する内容は母体保護法に規定されている。
- ✗ 3 ：育児休業は、育児・介護休業法に規定されている。育児休業の期間は、申し出により、子が1歳に達するまでの間、また保育所が確保できないなどの場合においては子が1歳6か月に達するまでの間、育児休業を取得できる。
- ○ 4 ：母子健康手帳の交付は、母子保健法に規定されている。妊娠の届出をした者に対して市町村が交付する。

075 | 正解 2

受胎調節の実地指導を行う者の認定について規定しているのは母体保護法（第15条）である。医師または都道府県知事の認定する講習を終了した助産師、保健師または看護師が、申請により都道府県知事より指定を受ける。

076 | 正解 2&3

- ✗ 1 & 5 ：母体保護法における人工妊娠中絶の要件には含まれない。
- ○ 2 & 3 ：母体保護法では、①妊娠の継続または分娩が身体的または経済的理由により母体の健康を著しく害するおそれがある場合、②暴行もしくは脅迫によって、または抵抗もしくは拒絶することができない間に姦淫されて妊娠した場合、にのみ人工妊娠中絶を認めている。
- ✗ 4 ：妊娠の継続や分娩が経済的理由で母体の健康を著しく害するおそれがあ

る場合には認められるが、育児に伴う経済的負担増を理由とした人工妊娠中絶は認められない。

077｜正解 5

- ×1：結核は、「学校医等の医師が感染のおそれがないことを認めるまで」は出席停止である（学校保健安全法に基づく出席停止）。
- ×2：百日咳は、「特有の咳が消失するまで、または5日間の抗菌性物質製剤による治療が終了するまで」は出席停止である。
- ×3：流行性耳下腺炎は、「耳下腺、顎下腺または舌下腺の腫脹発現後5日を経過し、かつ、全身状態が良好になるまで」は出席停止である。
- ×4：風疹は、「発疹が消失するまで」は出席停止である。
- ○5：インフルエンザは、「発症後5日かつ解熱後2日（幼児は3日）を経過するまで」は出席停止である。

078｜正解 4

- ○1＆2＆3：いずれもワーク・ライフ・バランス憲章が目指すべきとして掲げている方向性である。
- ×4：かつては夫が働き、妻が専業主婦として家庭や地域で役割を担うという姿が一般的であったが、今日では女性の社会参加等が進み、勤労者世帯の過半数が共働き世帯になるなど、人々の生き方が多様化している。男女の固定的な役割分担意識が強いと、ワーク・ライフ・バランスは達成されない。

079｜正解 1＆4

- ○1：強制労働の禁止は労働基準法に規定されている。「暴行、脅迫、監禁、その他精神・身体の自由を不当に拘束する手段で、労働者の意思に反して労働を強制してはならない」とされる。
- ×2：労働者の健康診断については労働安全衛生法に規定されている。
- ×3：産業医の選任についても、労働安全衛生法に規定がある。
- ○4：深夜業については労働基準法に規定がある。
- ×5：育児休業は育児・介護休業法に規定されている。

080｜正解 2

- ×1：産前休業は6週間（分娩予定日を含む6週間。多胎の場合は14週間）で、妊婦からの請求に基づいて処遇される。
- ○2：産後休業は8週間（分娩日の翌日から）で、少なくとも6週間は就業させてはならないことが使用者に義務づけられている（6週経過後は本人の請求と医師の許可があれば就業可能）。
- ×3：育児時間は1歳未満の児を育てる女性が、休憩時間のほかに1日2回、少なくとも各30分請求できる（請求による処遇）。
- ×4：軽易業務への配置転換は、妊娠中の女性の請求に基づき処遇される。

081 | 正解 1

- ○ 1：労働基準法に規定された「育児時間」は、生後1年に達しない生児を育てる女性が、休憩時間のほかに1日2回、少なくとも各30分、その生児を育てるための時間を請求することができるもので、授乳等を行うための時間である。
- × 2：1日2回まで取得できる。
- × 3：1回の時間は「少なくとも30分」とされる。
- × 4：性格上、女性しか取得できない。なお、育児・介護休業法に規定されている育児休業は男性も取得できる。

082 | 正解 3

- ○ 1：トータル・ヘルスプロモーション・プラン（THP）は、労働安全衛生法に基づいて実施される、すべての労働者を対象とした「心とからだの健康づくり運動」（健康保持増進政策）のことである。
- ○ 2 & 4：THPは労働人口の高齢化、職場のストレス、職場不適応状態などに対応し、これらを改善する目的で提唱された政策である。
- × 3：THPでは、健康測定を行い、その結果に基づいて必要に応じて保健指導や運動指導、メンタルヘルスケア、栄養指導が行われる。

083 | 正解 4

- × 1：労働基準法には、産前産後の休業、妊産婦の危険有害業務の禁止などが規定されている。
- × 2：母子保健法には、妊産婦の保健指導・健康診査、妊娠の届出、母子健康手帳の交付などが規定されている。
- × 3：育児・介護休業法には、育児休業や介護休業、子の看護休暇などが規定されている。
- ○ 4：男女雇用機会均等法には、妊産婦が健康診査や保健指導を受けるための時間の確保、勤務時間の変更（時差通勤や勤務時間の短縮）、勤務の軽減などについての規定がある。

084 | 正解 4

- × 1：産後8週間の就業禁止を規定しているのは労働基準法である。
- × 2：育児時間および育児時間中の女性の使用禁止については、労働基準法に規定がある。
- × 3：妊産婦が保健指導や健康診査を受けるための時間の確保に関しては、男女雇用機会均等法に規定がある。
- ○ 4：育児・介護休業法には、「事業主は、小学校入学までの子の養育や、要介護状態にある対象家族の介護を行う労働者が請求した場合には、1か月に24時間、1年に150時間を超える時間外労働をさせてはならない」と規定されている。
- × 5：妊産婦の深夜業の制限は、労働基準法に規定されている。

085 | 正解 3

自殺対策基本法に基づき策定された自殺総合対策大綱では、自殺対策の数値目標として、「平成28年までに、平成17年と比べて自殺死亡率を20％以上減少させる」ことを目標として掲げている。

086 | 正解 3

- ×1：がん予防の推進には、生活習慣や生活環境が健康に及ぼす影響に関する啓発や知識の普及などが含まれる。
- ×2：がんの早期発見の推進には、がん検診の質の向上や、がん検診に関する普及啓発などが含まれる。
- ○3：がん医療の均てん化の促進には、医療機関の整備、専門的な知識や技能を有する医師・医療従事者の育成、がん患者の療養生活の質の維持向上などが含まれる。
- ×4：研究の推進には、がんに関する研究の促進、がん医療に必要な医薬品や医療機器の承認に資する治験や、治療方法の開発に係る臨床研究の推進などが含まれる。

087 | 正解 4

がん対策推進基本計画は、がん対策基本法に基づき政府が策定するものであり、はじめ2007（平成19）年6月に策定され、これに基づきがん対策が進められてきた。その後5年が経過したことを契機に見直しが行われ、新たに2012〜2016（平成24〜28）年度までの5年間を対象とした基本計画が策定され、従来から課題とされてきた選択肢1〜3の3項目を、①放射線療法・化学療法・手術療法のさらなる充実とこれらを専門的に行う医療従事者の育成、②がんと診断されたときからの緩和ケアの推進、③がん登録の推進、とし、加えて④働く世代や小児へのがん対策の充実、が新たに盛り込まれた。

088 | 正解 1

難病とは、①発病の機構が明らかでなく、かつ、②治療方法が確立しておらず、③希少な疾病であって、④長期の療養を必要とするものをいう。なお、難病法において医療費の助成対象となるのは「指定難病」で、難病の4つの条件に加え、⑤患者数が日本において一定の人数（人口の0.1％程度）に達しないこと、⑥客観的な診断基準（またはそれに準ずるもの）が確立していること、という条件が付されている。

089 | 正解 1

- ○1＆×2：2013（平成25）年の国民健康・栄養調査によると、やせの者の割合は、男性4.7％、女性12.3％で、女性の20歳代（21.5％）が最も高く、次いで女性の30歳代（17.6％）で高くなっている。
- ×3＆4：一方の肥満者の割合をみると、男性28.6％、女性20.3％で、男性の40歳代（34.9％）が最も高く、次いで男性の50歳代（31.1％）の順である。

090 | 正解 4

- ✗ 1 & 2 & 3：これらは特定健康診査における「詳細な健診の項目」に該当し、一定の基準のもとで、医師が必要と認めた場合に実施される。
- 〇 4：基本的な健診項目の1つに身体計測（身長・体重、BMI、腹囲）がある。

091 | 正解 2

- ✗ 1 & 3：看護研究や勤務時間の報告についての法的義務はない。
- 〇 2：看護師の守秘義務は保健師助産師看護師法に規定されている。
- ✗ 4：看護記録の保存は医療法に規定されている。

092 | 正解 4

- ✗ 1 & 3：損害賠償責任は民法に、業務上過失致死傷罪は刑法にそれぞれ規定がある。
- ✗ 2：責務不履行とは、結ばれた契約に基づいて当然負わねばならない責任を果たさないことをいう。保健師助産師看護師法には規定されていない。
- 〇 4：業務停止は行政処分で、保健師助産師看護師法に規定されている。

093 | 正解 1

- 〇 1：看護師の免許は業務独占かつ名称独占である。
- ✗ 2 & 3 & 4：保健師、介護福祉士、管理栄養士のほか、社会福祉士、理学療法士、作業療法士などの免許は業務独占ではなく、名称独占のみである。

094 | 正解 4

- ✗ 1：看護師の守秘義務は保健師助産師看護師法に明記されており、怠れば業務違反となり処罰の対象となる。
- ✗ 2：患者が死亡しても義務に変わりはない。看護師は正当な理由なく、業務上知り得た人の秘密を漏らしてはならない。
- ✗ 3：研究のために事例を使用したい場合でも、その情報から個人が特定されないよう慎重な配慮が必要となる。
- 〇 4：保健師助産師看護師法第42条の2には、「保健師、看護師または准看護師は、正当な理由がなく、その業務上知り得た人の秘密を漏らしてはならない。保健師、看護師または准看護師でなくなった後においても、同様とする」との規定があり、職務を離れたあとも継続する義務である。なお助産師の守秘義務については刑法に規定がある。

095 | 正解 1

- 〇 1：看護師等就業協力員は、都道府県が委嘱し、保健師・助産師・看護師・准看護師の就業促進や確保のための支援、住民の理解増進に関する活動等を行う者で、看護師等の人材確保の促進に関する法律（看護師等人材確保

✕ 2：看護師免許の申請については、保健師助産師看護師法および保健師助産師看護師法施行令に規定されている。

✕ 3：保健師等再教育研修については、保健師助産師看護師法に規定されている。看護師等人材確保法には、看護師等の卒後研修の努力義務が明記されている。

✕ 4：看護等学校養成所の指定については、「保健師助産師看護師学校養成所指定規則」に規定されている。

096 | 正解 2

✕ 1：医薬品、医療機器等の品質、有効性及び安全性の確保等に関する法律（薬機法、医薬品医療機器等法）は、医薬品、医薬部外品、化粧品、医療機器、再生医療等製品の品質や有効性、安全性の確保・保健衛生上の危害の発生・拡大の防止のために必要な規制を行う法律で、指定薬物の規制に関する措置、医療上特に必要性が高い医薬品、医療機器、再生医療等製品の研究開発の促進のために必要な措置、等についての規定がある。

◯ 2：臨床研修の努力義務は、2009（平成21）年に保健師助産師看護師法に追加され、これと並行して、看護師等の人材確保の促進に関する法律（看護師等人材確保法）には、病院等の開設者に対して、新たに業務に従事する看護師等に対する臨床研修その他の研修の実施、看護師等が自ら研修を受ける機会を確保できるようにするために必要な配慮その他の措置を講ずるよう努めなければならない、と規定された。

✕ 3 & 4：これらの法律には規定されていない。

097 | 正解 3

✕ 1：2014（平成26）年末現在の保健師の就業者数はおよそ5万人で、増加傾向にある。

✕ 2：2014（平成26）年末現在の助産師の就業者数はおよそ3万人で、増加傾向にある。

◯ 3：2014（平成26）年末現在の看護師の就業者数はおよそ109万人で、増加傾向にある。

✕ 4：2014（平成26）年末現在の准看護師の就業者数はおよそ34万人で、減少傾向にある。

098 | 正解 4

医療法施行規則とは、実際に医療法を運用するに際して必要な事項を医療法を管轄する省庁が定めたもので、医療法を補完する役割を担う。医療法施行規則には病院の病室についての規定として、患者1人当たりの病床の床面積（内法による測定で6.4m^{2}以上とする）が規定されている。

099 | 正解 3

- ✕ 1：医療法の規定における結核病床の看護職員の人員配置基準は患者：看護師＝ 4：1 である。
- ✕ 2：医療法の規定における療養病床の看護職員の人員配置基準は患者：看護師＝ 4：1 である。
- ○ 3：医療法の規定における一般病床の看護職員の人員配置基準は患者：看護師＝ 3：1 である。
- ✕ 4：医療法の規定における感染症病床の看護職員の人員配置基準は患者：看護師＝ 3：1 である。

100 | 正解 1

- ○ 1：毒薬は、黒地に白枠、白字でその薬品名および「毒」の文字を記し、鍵のかかる場所に保管する必要がある。
- ✕ 2：劇物、毒物（工業用の化学物質）の取り扱いは、毒物及び劇物取締法に規定されている。劇薬や毒薬については医薬品、医療機器等の品質、有効性及び安全性の確保等に関する法律（医薬品医療機器等法）に規定されており、劇物・毒物とは区別されている。
- ✕ 3：麻薬及び向精神薬取締法に基づき、麻薬に関する事故があったとき、麻薬管理者は都道府県知事に届け出なければならない（都道府県知事は厚生労働大臣に報告する）。
- ✕ 4：麻薬施用者免許が得られるのは、医師、歯科医師、獣医師のみである。麻薬管理者の免許については、医師、歯科医師、獣医師に加え、薬剤師も取得が可能である。

101 | 正解 4

- ✕ 1：麻薬の紛失等の事故があった場合、麻薬管理者は都道府県知事に届け出る必要がある。
- ✕ 2：麻薬は、覚醒剤を除く他の薬剤と区別して、鍵をかけた堅固な設備内で保管する必要がある。劇薬も、他の薬剤と区別して保管する必要がある。
- ✕ 3 & ○ 4：麻薬施用後の残薬やアンプルなどの容器は、いずれも勝手に破棄してはならず、麻薬管理者に返納する必要がある。

102 | 正解 4

臓器移植法において「臓器」とは、人の心臓、肺、肝臓、腎臓、膵臓、小腸、および眼球（角膜）をいう。

103 | 正解 2

- ✕ 1：医療過誤においては、刑事上・民事上・行政上の 3 つの法的責任を問われる。
- ○ 2：医療過誤においては、業務上の注意義務違反が問われる。

- ✕ 3：事故に至らなかったものはインシデント（ヒヤリ・ハット）と呼ばれ、医療過誤には含まれない。
- ✕ 4：非侵襲的行為（痛みや苦痛を伴わない行為）であるか侵襲的行為であるかは関係がない。

104｜正解 4

- ✕ 1：インシデント報告（インシデントレポート）は、個人の反省や謝罪を促すことを目的としたものではなく、事故の客観的状況の把握や原因究明、再発防止策などの検討のために作成される。
- ✕ 2：医療事故が発生した際は、その部署内のみで処理するのではなく、組織全体で共有することが医療安全管理の基本である。
- ✕ 3：異なる職種間でも情報が共有できるように、組織的対策として取り組むことが重要である。
- ○ 4：事故につながりやすい業務上の要因を明らかにし、対策をとることは、医療安全管理において重要である。

105｜正解 1

- ○ 1：医療法第6条の12において病院等の管理者は、「医療の安全を確保するための指針の策定、従業者に対する研修の実施、その他の当該病院等における医療の安全を確保するための措置を講じなければならない」とされている。
- ✕ 2：医療法施行規則（第9条の23）において、特定機能病院は、「専任の医療に係る安全管理を行う者（医療安全管理者）および専任の院内感染対策を行う者を配置すること」とされている。
- ✕ 3：医療事故発生時には、遅滞なく医療事故調査・支援センターに報告することが義務づけられている。医療安全支援センターは、医療に対する苦情や心配などの相談に応じたり、患者や医療機関に対して医療安全に関する情報提供を行う施設で、都道府県と保健所を設置している市、および特別区に設置される。医療事故発生時に届け出る機関ではない。
- ✕ 4：医薬品安全管理責任者とは、医薬品の使用に係る安全な管理のための責任者のことで、医療法（第6条の12）および医療法施行規則（第1条の11）で、配置の措置を講じなければならないとされており、設置は任意ではなく義務である。

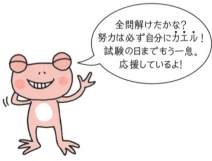

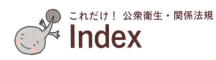

これだけ！ 公衆衛生・関係法規
Index

数字・欧文
- 1.57ショック ……………………… 68
- 5疾病・5事業 …………………… 182
- AIDS対策 ………………………… 106
- DV防止法 ………………………… 66
- HIV感染症 ……………………… 106
- NPO法 …………………………… 71
- WHO ……………………………… 76
- WHO憲章 ………………………… 76

和文

あ
- アクシデント …………………… 188
- アクシデントレポート ………… 188
- 悪性新生物 ……………………… 90
- アクティブガイド ……………… 166
- アスベスト ……………………… 114
- アルマ・アタ宣言 ……………… 78
- 安全管理 ………………………… 188

い
- 育児・介護休業法 ……………… 154
- 育児休業 ………………………… 154
- 育児休業取得率 ………………… 154
- 育児時間 ………………………… 148
- 育成医療 ………………………… 47
- 一次予防 ………………………… 82
- 一般病床 ………………………… 181
- 医薬品医療機器等法 …………… 184
- 医薬品の保管 …………………… 185
- 医療安全管理 …………………… 189
- 医療安全管理者 …………… 180, 189
- 医療安全支援センター ………… 189
- 医療過誤 ………………………… 188
- 医療給付 ………………………… 26
- 医療計画 ………………………… 182
- 医療事故 ………………………… 188
- 医療事故報告書 ………………… 188
- 医療施設の区分 ………………… 180
- 医療法 …………………………… 180
- 医療保険（制度） …………… 22, 24
- 医療保護入院 …………………… 53
- 因果関係 ………………………… 82
- インシデント …………………… 188
- インシデントレポート ………… 188
- 飲酒 ………………………… 15, 168
- 飲酒習慣者 ……………………… 168

う
- 運動 ………………………… 15, 166
- 運動習慣者 ……………………… 166

え
- 栄養の状況 ……………………… 164
- 疫学 ……………………………… 80
- 疫学的研究手法 ………………… 82
- 疫学の3要因 …………………… 81
- エンゼルプラン ………………… 68

お
- 応急入院 ………………………… 53
- オゾン層破壊 …………………… 114
- オタワ憲章 ……………………… 78

か
- 介護休暇 ………………………… 154
- 介護休業 ………………………… 154
- 介護支援専門員 ………………… 32
- 介護認定審査会 ………………… 31
- 介護保険審査会 ………………… 31
- 介護保険制度 ……………… 22, 30
- 介護予防サービス ……………… 34
- 介護療養型医療施設 …………… 34
- 介護老人福祉施設 ……………… 34
- 介護老人保健施設 ……………… 34
- 介入研究 ………………………… 84
- 核家族世帯 ……………………… 12
- 家族 ……………………………… 12
- 家族介護者 ……………………… 15
- 学校感染症 ……………………… 142
- 学校保健安全法 ………………… 142
- 環境基準 ………………………… 117
- 環境基本法 ……………………… 116
- 環境要因 ………………………… 80
- 看護記録 ………………………… 182
- 看護師 …………………………… 174

235

看護師等就業協力員 …………………… 178
看護師等人材確保法 …………………… 178
看護職員の人員配置基準 ……………… 181
勧奨接種 ………………………………… 108
感染経路 ………………………………… 103
感染症 …………………………………… 102
感染症病床 ……………………………… 181
感染症法 ………………………………… 104
感染性廃棄物 …………………………… 122
がん対策基本法 ………………………… 158
がん対策推進基本計画 ………………… 158

き

記述疫学 ………………………………… 84
喫煙 ………………………………… 15, 168
喫煙習慣者 ……………………………… 168
救急医療体制 …………………………… 182
救急病院 ………………………………… 183
休日夜間急患センター ………………… 183
救命救急センター ……………………… 183
休養の状況 ……………………………… 166
共同利用型病院 ………………………… 183
京都議定書 ……………………………… 114
業務従事者届 …………………………… 176
業務上疾病 ……………………………… 144
業務独占 ………………………………… 174
居宅サービス ……………………… 32, 34
緊急措置入院 …………………………… 53

く

区分支給限度基準額 …………………… 36
グループダイナミクス ………………… 16

け

ケアプラン ……………………………… 32
ケアマネジャー ………………………… 32
劇薬 ……………………………………… 184
下水道 …………………………………… 123
結核 ………………………………… 58, 106
欠格事由 ………………………………… 175
結核病床 ………………………………… 181
欠食率 …………………………………… 164
健康寿命 ………………………………… 96
健康診断 …………………………… 142, 150
健康増進事業 …………………………… 131

健康増進法 ……………………………… 130
健康づくりのための身体活動指針 …… 166
健康日本21 ……………………… 130, 132, 134
健康の概念 ……………………………… 76
現物給付 ………………………………… 26

こ

光化学スモッグ ………………………… 118
後期高齢者医療制度 …………………… 25
合計特殊出生率 ………………………… 88
高血圧症 ………………………………… 162
公衆衛生 …………………………… 20, 76
更生医療 ………………………………… 47
向精神薬 ………………………………… 184
公的扶助 ………………………………… 20
高度救命救急センター ………………… 183
高齢者医療確保法 ……………………… 170
高齢者医療制度 ………………………… 26
高齢者虐待の状況 ……………………… 65
高齢者虐待防止法 ……………………… 64
高齢者世帯 ……………………………… 12
国勢調査 ………………………………… 86
国民医療費 ……………………………… 28
国民皆年金 ……………………………… 23
国民皆保険 ……………………………… 23
国民健康・栄養調査 …………………… 130
国民健康保険 …………………………… 25
子ども・子育てビジョン ……………… 68
子の看護休暇 …………………………… 154
コホート研究 …………………………… 84
雇用保険(制度) ……………………… 22, 38

さ

災害性腰痛 ……………………………… 144
在宅当番医 ……………………………… 183
産業医 …………………………………… 150
産後休業 ………………………………… 148
三次救急医療機関 ……………………… 183
三次予防 ………………………………… 82
産前休業 ………………………………… 148

し

死因 ……………………………………… 90
自殺 ……………………………………… 92
自殺総合対策大綱 ……………………… 156

自殺対策基本法 ……………………………… 156
死産 …………………………………………… 94
死産届 ………………………………………… 137
脂質異常症 …………………………………… 162
次世代育成支援対策推進法 ………………… 68
施設サービス ……………………………… 32, 34
市町村保健センター ………………………… 128
シックハウス症候群 ………………………… 124
指定難病 ……………………………………… 160
児童委員 ……………………………………… 70
児童虐待防止法 ……………………………… 60
児童相談所 ………………………………… 58, 72
児童福祉施設 ………………………………… 58
児童福祉法 …………………………………… 58
社会福祉協議会 ……………………………… 70
社会保険制度 ………………………………… 22
社会保障給付費 ……………………………… 21
社会保障制度 ………………………………… 20
周産期死亡 …………………………………… 95
住宅改修 ……………………………………… 36
集団 …………………………………………… 16
宿主要因 ……………………………………… 80
受胎調節実地指導員 ………………………… 139
受胎調節の実地指導 ………………………… 138
出産育児一時金 ……………………………… 29
出生届 ………………………………………… 137
出生率 ………………………………………… 88
出席停止 ……………………………………… 142
受動喫煙の状況 ……………………………… 168
守秘義務 ……………………………………… 176
受療率 ………………………………………… 98
准看護師 ……………………………………… 174
純再生産率 …………………………………… 88
障害者基本計画 ……………………………… 45
障害者基本法 ………………………………… 44
障害者虐待防止法 …………………………… 56
障害者雇用促進法 …………………………… 57
障害者週間 …………………………………… 45
障害者総合支援法 …………………………… 46
少子化社会対策基本法 ……………………… 68
小児慢性特定疾病医療費助成制度 ………… 59
初期救急医療機関 …………………………… 183

食塩摂取量 …………………………………… 164
食生活指針 …………………………………… 165
食中毒 ………………………………………… 120
食品衛生法 …………………………………… 120
助産師 ………………………………………… 174
助産所 ………………………………………… 180
自立支援医療 ………………………………… 46
人口静態 ……………………………………… 86
人口動態 ……………………………………… 88
人工妊娠中絶 ………………………………… 138
人口ピラミッド ……………………………… 86
心神喪失者等医療観察法 …………………… 55
心臓病 ………………………………………… 163
身体障害者手帳 ……………………………… 48
身体障害者福祉法 …………………………… 48
診療所 ………………………………………… 180
診療報酬 ……………………………………… 26
診療録 ………………………………………… 182

す
睡眠 …………………………………………… 166
健やか親子21 ………………………………… 140

せ
生活困窮者自立支援法 ……………………… 43
生活習慣 ……………………………………… 15
生活習慣の改善 ……………………………… 134
生活習慣病 ……………………………… 134, 162
生活保護制度 ………………………………… 42
生活保護法 …………………………………… 42
精神医療審査会 ……………………………… 52
精神障害者保健福祉手帳 ………………… 49, 52
精神通院医療 ………………………………… 47
精神病床 ……………………………………… 181
精神保健福祉センター ……………………… 52
精神保健福祉法 …………………………… 52, 54
生理休暇 ……………………………………… 149
セーフティマネジメント …………………… 189
世界保健機関 ………………………………… 76
セクシュアル・ハラスメント ……………… 152
世帯 …………………………………………… 12

そ
臓器移植法 …………………………………… 186
総再生産率 …………………………………… 88

総人口	86
相対的欠格事由	175
ソーシャルサポート	17
ソーシャルサポートネットワーク	17
粗死亡率	88
措置入院	53

た

第1号被保険者	30
第2号被保険者	30
ダイオキシン	118
大気汚染	118
男女雇用機会均等法	152

ち

地域医療支援病院	180
地域救命救急センター	183
地域支援事業	37
地域包括支援センター	37
地域保険	25
地域保健法	128
地域密着型介護予防サービス	35
地域密着型サービス	32, 35
地球温暖化	114
地球環境問題	116
知的障害者福祉法	50
注意義務違反	188
中央ナースセンター	179
朝食の欠食率	164

つ

通院者率	98

て

定期接種	108
低体重児の届出	136
典型7公害	117

と

糖尿病	162
トータル・ヘルスプロモーション・プラン	151
特定機能病院	180
特定健康診査	170
特定行為	176
特定行為研修	176
特定疾病	30
特定非営利活動促進法	71
特定福祉用具販売	36
特定保健指導	170
毒薬	184
都道府県ナースセンター	178

な

難病	160
難病総合支援センター	161
難病法	160

に

二次救急医療機関	183
二次予防	82
入院形態	53
任意接種	108, 110
任意入院	53
妊産婦死亡	94
妊娠の届出	136

ね

年金保険（制度）	22, 38
年齢調整死亡率	89

の

脳死判定	186
脳死判定基準	187
脳卒中	163
ノーマライゼーション	20, 124

は

廃棄物処理法	122
配偶者暴力相談支援センター	66
配偶者暴力の状況	67
配偶者暴力防止法	66
発達障害者支援法	50
バリアフリー	124

ひ

肥満	163
ヒヤリ・ハット	188
病院	180
病院群輪番制病院	183
病室の基準	181
被用者保険	25
病床の種類	181

ふ

福祉事務所	72
福祉用具の貸与	36

• Index •

婦人相談所	66
不妊手術	138
プライマリヘルスケア	78
不慮の事故	92
分析疫学	84
分娩録	182

へ

平均寿命	96
平均余命	96
ヘルスプロモーション	78

ほ

放射性物質	114
法定労働時間	146
訪問指導	136
保健師	174
保健師助産師看護師法	174
保健師助産師看護師法施行令	177
保健所	128
母子及び父子並びに寡婦福祉法	60
母子健康手帳	136
ポジティブ・アクション	153
母子・父子福祉施設	61
母子保健法	136
母性保護	148
母体保護法	138
ボランティア活動	71

ま

麻薬	184
麻薬及び向精神薬取締法	184
麻薬管理者	184
麻薬施用者	184

み

民生委員	70

め

名称独占	174
メタボリックシンドローム	170

や

やせ	163

ゆ

有訴者率	98
有病率	96
有料老人ホーム	62
ユニバーサルデザイン	124

よ

養育医療	136
要介護認定	31
予防医学	82
予防接種	108
予防接種法	108

り

罹患率	96
療育給付	58
療育手帳	49
療養の給付	29
療養病床	181
臨時応急の手当	176
臨時接種	108, 110
臨床研究中核病院	181
臨床研修	178

ろ

老人福祉計画	63
老人福祉施設	62
老人福祉法	62
労働安全衛生法	150
労働衛生の3管理	150
労働基準法	146, 148
労働災害	144
労働時間	146
労働者災害補償保険(制度)	22, 39
労働力率	14

わ

ワーク・ライフ・バランス	144
ワーク・ライフ・バランス憲章	145
ワクチンの種類	110

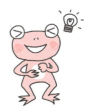

239

[監修]
川口ちづる（かわぐち ちづる）
奈良学園大学 保健医療学部看護学科 講師

[監修協力]
市川義正（いちかわ よしまさ）
社会福祉士、認知症地域支援推進員

[執筆・編集]
株式会社ミーツパブリッシング

[本文・カバーイラスト]
さとうかおり

[図版トレース]
大西里美

[制作進行]
佐藤丈樹

本書の内容に関するご質問は封書もしくはFAXでお願いいたします。弊社ホームページ上（http://gihyo.jp/book）にも質問用のフォームを用意しております。電話による質問はお受けできませんのであらかじめご了承下さい。

〒162-0846
東京都新宿区市谷左内町21-13
株式会社技術評論社　書籍編集部
『これだけ！ 公衆衛生・関係法規』質問係
FAX：03-3267-2271

看護師国試につかえる
これだけ！ 公衆衛生・関係法規
かんけいほうき
こうしゅうえいせい

2016年 6月30日　初版　第1刷発行

監　修　　川口ちづる
発行者　　片岡巖
発行所　　株式会社技術評論社
　　　　　東京都新宿区市谷左内町 21-13
　　　　　電話　03-3513-6150　販売促進部
　　　　　　　　03-3267-2270　書籍編集部

印刷／製本　日経印刷株式会社

定価はカバーに表示してあります。

本の一部または全部を著作権の定める範囲を超え、無断で複写、複製、転載、テープ化、あるいはファイルに落とすことを禁じます。

© 2016　株式会社ミーツパブリッシング

造本には細心の注意を払っておりますが、万一、乱丁（ページの乱れ）や落丁（ページの抜け）がございましたら、小社販売促進部までお送りください。送料小社負担にてお取り替えいたします。

ISBN978-4-7741-8164-6 C2047
Printed in Japan